JAAP HUIBERS

KRÄUTER FÜR DIE VERDAUUNG

Heilkräuter,
Homöopathie und
unsere tägliche Nahrung
als Therapie
bei Verdauungsschwierigkeiten

Mit Illustrationen
von Gerry Daamen

AURUM VERLAG
FREIBURG IM BREISGAU

Der Titel der bei Uitgeverij Ankh-Hermes bv, Deventer,
erschienenen holländischen Originalausgabe lautet:
KRUIDEN VOOR DE SPIJSVERTERING.
Die deutsche Übersetzung besorgte ruth-elisabeth.

1977
ISBN 3 591 08039 x
© 1976 Uitgeverij Ankh-Hermes bv, Deventer.
© der deutschen Ausgabe 1977
by Aurum Verlag GmbH & Co KG,
Freiburg im Breisgau.
Alle Rechte vorbehalten.
Gesamtherstellung:
Landsberger Verlagsanstalt Martin Neumeyer.
Printed in Germany

Inhalt

Einleitung

„Zum Essen habe ich keine Zeit! Mach' mir irgend 'ne Kleinigkeit fertig, die ich schnell in den Mund schieben kann!" Wenn man so etwas hört, verwundert es da, wenn unser Körper revoltiert?

Bedauerlicherweise ist der Mensch heute so auf Rationalisierung (und man versteht darunter fälschlicherweise Zweckmäßigkeit) eingestellt, daß der natürliche Tagesrhythmus den Lebensumständen angepaßt werden muß, die sich der Mensch selbst geschaffen hat: Geld verdienen – geschäftig sein. Der Kampf ums (gesellschaftliche) Dasein vergewaltigt die Naturgesetze.

In vielen Fällen haben unsere Mahlzeiten eine völlig andere Bedeutung und Funktion erhalten, als ihnen normalerweise zukäme. Denken wir doch nur einmal an ein sogenanntes „Arbeitsessen". Kommt dabei das Essen wirklich unserem Körper zugute? Hier ist es doch nur Mittel zum Zweck, Verbrämung, schmückendes Beiwerk einer im Grunde rein sachlichen Angelegenheit.

Auch in den Schulen haben sich verwerfliche Eßgewohnheiten breitgemacht. Selten sieht man noch ein Kind in der Pause ruhig sein Frühstücksbrot verzehren. Vielfach wird das liebevoll zubereitete, von daheim mitgebrachte Butterbrot nicht einmal angerührt; es verschimmelt in der Schultasche, landet im Papierkorb oder allenfalls noch irgendwo im Freien, wo wenigstens die Vögel sich daran gütlich tun können. Statt dessen werden die Kioske belagert und der Magen mit Würstchen, Pommes frites und Süßigkeiten vollgestopft.

Im häuslichen Bereich ist es nicht viel besser.

Bevor die Mutter zur Arbeit geht, setzt sie das „Fertiggericht" auf den Herd, stellt die Zeitautomatik auf 18 Uhr ein – und wenn dann gegen 18.30 Uhr die ganze Familie beisammen ist, steht der „warme Happen" parat. Und man preist sogar noch die Errungenschaften der Technik als Segen für die Menschheit, weil einem dadurch das ewige Gemüseputzen und das leidige Kartoffelschälen erspart bleibt. „Ist es nicht wunderbar, daß man das alles nicht mehr am Hals hat? Stellt euch vor: Zwiebeln schneiden! Wo man so heulen muß, daß das ganze Make-up zum Teufel geht!" meint die fortschrittliche und rationell denkende Hausfrau. Und die Lebensmittelindustrie einschließlich ihrer kommerziellen „Appetitanreger" beutet die Bequemlichkeit der Menschheit natürlich weidlich aus. Warum auch nicht? Wir wollen es ja nicht anders!

Alles in allem ist anno 1977 die Ernährungsweise des Menschen ausgesprochen gesundheitsfeindlich geworden. Vom rein wissenschaftlichen Standpunkt aus mag es noch angehen, doch hinsichtlich der Naturgesetzmäßigkeiten stimmt hinten und vorne nichts mehr.

Für Menschen, die sich bewußt zur Verwendung guter, unverfälschter Lebensmittel durchgerungen haben, ist die heutige Marktsituation direkt entsetzlich. Die meisten Verpackungen geben keine Hinweise auf die Zusammensetzung des Inhalts. Chemische Zusätze o. ä. werden selten genannt. Und die Bezeichnung „naturrein" ist vielfach mehr Augenwischerei als echtes Qualitätsmerkmal.

Ein befreundeter Arzt erzählte mir einmal, daß die Zahl der Darm- und noch mehr der Leberbeschwerden ständig zunimmt. Das geht mit den üblen Eßgewohnheiten vieler Zeitgenossen Hand in Hand, die noch immer nicht einzusehen vermögen, daß das Essen *kein* notwendiges Übel, *keine* Zeitvergeudung ist.

Man muß sich freilich darüber klar sein, daß das „Zurück zur Natur" nicht ganz einfach ist. Wir leben nun einmal in einer Gesellschaft, die die natürlichen Gesetzmäßigkeiten kaum berücksichtigt. Um naturgemäß leben zu können, müßte man sich praktisch ganz von dem gegenwärtigen gesellschaftlichen Leben abwenden. Daß dies – von Eigenbrötlern und Einzelgängern abgesehen – ein Ding der Unmöglichkeit ist, bedarf keiner weiteren Erklärung.

Und doch können wir – allein schon dadurch, daß wir uns unserer Verhaltensweisen bewußt werden – viel zu einer Verbesserung der Situation beitragen. Weigert sich beispielsweise ein Großteil der Bevölkerung, raffiniert verfeinertes Salz (z. B. mit Jodzusatz) zu essen, müssen sich Handel und zwangsläufig auch Hersteller dem Käufer anpassen. Fragen wir statt dessen immer wieder nach Meersalz, wird man darauf eingehen müssen. Denn der Erzeuger bietet an, was der Verbraucher wünscht. Daß die Industrie allerdings die Nachfrage des Konsumenten (z. B. durch Werbung) manipuliert, ist bekannt. Infolgedessen kommen viele unserer (körperlichen wie geistigen) Gesundheit abträgliche Produkte auf den Markt. Wir sind aber zu träge und zu uninteressiert, um uns dem zu widersetzen.

Bedauerlicherweise macht der Mensch heutzutage wenig Gebrauch von den ihm zustehenden Rechten. – O ja, demonstrieren, protestieren, Grundstücke besetzen und diskutieren, das alles gehört schon in unsere Zeit. Aber leider habe ich noch nie eine Demonstration erlebt, in der gegen die uns aufgezwungenen verfälschten und mit Chemikalien versetzten Lebensmittel opponiert wurde. Wir leben in einer Zeit, in der beispielsweise Fachverbände und -organisationen für ihre Mitglieder möglichst viel Rahm abzuschöpfen trachten. Eigentlich eine recht beschämende Schau. Obwohl man den Verantwortlichen zugutehalten muß, daß sie wahrscheinlich nicht begriffen haben, wie sie damit Gold für Brot geben! Sie täten besser daran, die Bevölkerung zur Genügsamkeit anzuhalten und ihr zu zeigen, wie man auch mit einem bescheideneren Einkommen recht gut leben kann, statt sie mit immer höheren Löhnen und Gehältern zu „beglücken" und sie dann damit sich selbst zu überlassen.

Der Satz „Wohlstand ist noch lange kein Wohlbefinden" ist allmählich schon zu einem abgedroschenen Slogan geworden.

Er bleibt jedoch aktuell, wenn wir erkennen, daß das Wohlbefinden sich im Menschen selbst entwickeln muß. Sobald sich ein Mensch der natürlichen Gesetzmäßigkeiten bewußt wird, mit denen er ja unlösbar verknüpft ist, verkörpert er selbst schon ein Stück Wohlbefinden.

Eine alte Weisheit lautet: „Geld macht nicht glücklich." Manche glauben dem immer beifügen zu müssen: „. . . aber es erleichtert das Leben." Gerade das Wort „erleichtern" birgt jedoch das ganze Geheimnis des auf Bequemlichkeit zugeschnittenen heutigen Gemeinschaftslebens in sich.

Luxus – auch bei Lebensmitteln – muß teuer erkauft werden. Es ist der Überlegung wert, ob einfache, weniger pompös aufgemachte und dafür billigere Lebensmittel nicht viel heilsamer für uns alle wären als der ganze rund um die Erde wohlfeile Luxus.

Kultur an sich ist keineswegs verwerflich, sofern man sie nur an der Natur ausrichtet.

Kultur darf jedoch nicht zu einem naturfernen oder gar -feindlichen Demonstrationsobjekt menschlicher Erfindungsgabe werden.

Der Mensch und seine Verdauung sind wie die Pflanze und ihr Dünger: Überfluß schadet, und Mangel läßt verkümmern.

Im Hinblick auf unsere Eßgewohnheiten sollten wir uns vor allem der sich in unserem Körper abspielenden Prozesse bewußt werden. Nur dann werden unsere Tag für Tag beanspruchten Verdauungsorgane auch optimal tätig sein – und es uns danken.

1. Psychische und physische Eindrücke, die der Mensch täglich zu verarbeiten hat

Körper und Geist bilden eine Einheit. Wir können auch sagen, sie sind zwei Ausdrucksformen ein und desselben Wesens. Was sich im Geist abspielt, treffen wir in ähnlicher Form auch im Körper an.

Um ein Beispiel zu nennen: Wenn wir psychisch erregt, also sehr nervös sind, spüren wir das auch an unseren Därmen. Es ist nicht aus der Luft gegriffen, wenn man sagt: „Er macht sich vor Angst in die Hosen." Ebenso hört man zuweilen: „Er zittert vor Nervosität" oder „Das liegt mir noch schwer auf dem Magen". In einigen Kulturen finden wir auch Aussagen über die Wechselwirkungen zwischen Geist und Körper (u. a. in der Bibel und beim Buddhismus).

Heutzutage ist der Begriff „Psychosomatik" Gegenstand von Forschung und Diskussion. Psychosomatik besagt, daß körperliche (Soma = Körper) Symptome seelische (Psyche = Seele) Ursachen haben können und umgekehrt durch körperliche Krankheiten eine Beeinflussung des Gemütszustandes erfolgen kann.

In diesem Kapitel geht es um die Wahrnehmungen, die Eindrücke, die der Mensch täglich zu verarbeiten hat. Beim Wort *„Eindrücke"* wollen wir etwas verweilen.

Eindrücke können sowohl körperlicher als auch geistiger Natur sein. Unsere Reaktionen darauf bezeichnet man als „Emotionen". Als Eindrücke empfinden wir das, was uns *an*getan wird (passiv). Oder einfacher gesagt: Die Dinge, die uns berühren, lösen bestimmte Empfindungen aus und lassen uns Eindrücke gewinnen. Und da *wir* mit ihnen in Berührung kommen (aktiv), sind wir somit persönlich in den Prozeß einbezogen. Infolgedessen werden wir zwangsläufig darauf reagieren. Eine solche Reaktion nennen wir Emotion.

Das Wort „Emotion" kommt vom lateinischen Wort „emovere", was soviel wie „erschüttern", „bewegen" bedeutet – im weiteren Sinne auch „in Bewegung kommen", „bewegt werden". Zusammenfassend können wir sagen, daß wir durch gewonnene Eindrücke bewegt werden zu reagieren.

Wie bereits angedeutet, kann man sowohl geistige als auch körperliche Eindrücke erhalten. Bei den geistigen kommen unsere Gedanken in Bewegung.

Wir denken dann beispielsweise über die zu verarbeitenden Eindrücke nach. Mit den körperlichen Eindrücken (unserer Nahrung) liegen die Dinge etwas anders. Darüber denken wir im allgemeinen nicht nach, da wir das Essen nicht als ein Eindruckgewinnen empfinden.

Es gibt sicherlich nur wenige Menschen, die eine ihnen an den Kopf geworfene verletzende Äußerung mit einer dem Magen abträglichen Speise in Einklang zu bringen vermögen.

Und doch gibt es eine solche Analogie. Mit unserem *Denken* verarbeiten wir geistige Eindrücke (Empfindungen), unser *Magen* hat dafür die stofflichen Eindrücke (Nahrung) zu verarbeiten.

Wir können feststellen, daß es eine Verbindung gibt zwischen der Leistungsfähigkeit unserer Verdauungsorgane, insbesondere des Magens (der ja die ersten Eindrücke zu verarbeiten hat), und der Psyche. Wenn man beispielsweise bestimmte Erlebnisse nur schwer zu verkraften vermag, wird sich der Magen bei der Verdauung der stofflichen Eindrücke gleichfalls schwertun. Darauf komme ich im 2. Kapitel noch zurück. Wenn man unter Verdauungsbeschwerden leidet, muß man stets den seelichen Vorgängen ganz besondere Beachtung schenken.

Die Art und Weise, wie ein Mensch auf äußere Umstände reagiert, kann weitgehend Einblick geben in die Art und Weise seiner Verdauung.

Jemand, der seelisch leicht erregbar ist, wird beispielsweise, wenn ihm etwas aufgedrängt wird, was er absolut *abweist*, körperlich durch *Erbrechen* reagieren. Man hört das auch in unserer Umgangssprache: Wenn man einen Menschen nicht riechen kann und der Betreffende einen dauernd belästigt, sagt man möglicherweise: „Geh' bloß weg, wenn ich dich nur sehe, wird mir schon ganz *übel!*" Oder man stellt fest: „Mir wird ganz schlecht, wenn ich daran denke", falls einem etwas gründlich gegen den Strich geht.

Durch diese Wechselbeziehungen zwischen körperlichen und seelischen Eindrücken lassen sich sogar bestimmte Funktionen beeinflussen. So kommt es vor, daß man Menschen mit schlechter Verdauung und trägem Stuhlgang dadurch zu helfen vermag, daß man bei der Behandlung auf psychischer Ebene ansetzt. Träger Stuhlgang besagt ja eigentlich, daß von stofflichen Eindrücken nicht Abstand genommen wird, daß der Betreffende alles bei sich behalten will. Das trifft dann auch für seine seelische Verfassung zu. Solche Menschen schleppen einen Sack voll Erinnerungen mit sich herum; viele seelische Eindrücke haben sich bei ihnen angestaut. Wenn man diese Leute dann dazu bewegen kann, etwas von ihrem „Eindrucksballast" aufzuschreiben, zu Papier zu bringen, sich also davon zu lösen und es dem Papier zu übergeben, kommt häufig auch der Stuhlgang „in Fluß". Der Körper lebt mit der Seele und reagiert entsprechend. Ein Verfasser wird beim Schreiben eines Buches, in das er etwas Eigenes, ein Stück von sich hineinlegt, kaum über trägen Stuhlgang zu klagen haben.

Erlebt jemand größere Aufregungen, so reagiert der Magen unter Umständen mit Überproduktion von Magensäure. Kalk neutralisiert nicht nur die Magensäure, er dämpft auch die Wogen der seelischen Erregung, das verstehen wir jetzt. Bekämpfen Sie bei Sodbrennen also nicht nur die körperlichen Symptome, sondern achten Sie auch auf die eng damit zusammenhängende psychische Verfassung.

Personen, die hinsichtlich der Verdauungsorgane eine robuste Konstitution haben, sind für gewöhnlich auch in einer guten psychischen Verfassung.

Anders ausgedrückt: Ist man imstande, seelische Eindrücke gut zu verarbeiten, dann wird auch der Magen-Darm-Trakt kaum Grund zur Klage geben.

Es ist faszinierend zu sehen, welche Fülle von Gemeinsamkeiten es zwischen Merkmalen geistiger Eindrücke und denen stofflicher Eindrücke gibt. Jemand, der sehr liebebedürftig (das heißt für „Bindung") ist, wird bei Mangel an Liebe zu naschen beginnen, körperlich hat der Betreffende dann das Bedürfnis nach „süßen Eindrücken". So gesehen bilden Bonbons und Schokolade für sehr viele Kinder gewissermaßen eine „Ersatzmutter". Wenn ein Kind nämlich traurig ist, wird es häufig mit einem Keks oder sonstigen Näschereien getröstet. „Iß nur", sagt dann die Mutter, „dann ist bald wieder alles gut." Und das Kind hat sich zum soundsovielten Mal mit einem Bonbon auf ein Ausweichgleis schieben lassen. Denn Zuckerzeug als solches tröstet ja nicht, es vermittelt lediglich das

Hochgefühl des Getröstetwerdens und wird bei Mangel an Liebe zur Kompensation benutzt.

Es gibt Wechselbeziehungen zwischen der seelischen Verfassung eines Menschen und seinem körperlichen Bedürfnis nach gewissen Stoffen (Geschmack). Man wird beispielsweise ein großes Verlangen nach Salz, etwas Herzhaftem also, haben, wenn man lange und intensiv Kopfarbeit geleistet hat. Salz gehört zum Denken. Deshalb führt salzlose Diät gern zu Willenlosigkeit, wenn nicht gar zu einem gewissen Stumpfsinn.

Auch in unserer Umgangssprache zeigt sich dies in Ausdrücken wie „Salz der Erde" oder „das ist eine Suppe ohne Salz".

Ein Idealist, der verbissen kämpft, um einen Andersdenkenden von der Richtigkeit seiner Ideen überzeugen zu können, wird Appetit auf etwas *Bitteres* haben. Bitteres *ermutigt* nämlich diejenigen, die bittere Erfahrungen zu verkraften haben. Sie tun gut daran, viel „bitteres" Gemüse zu essen wie Chicorée, Endivien und dergleichen mehr.

Der konservative, traditionsbewußte Mensch wird vornehmlich Gelüste auf gerbsäurehaltige Lebensmittel haben, möglichst geräuchert, also konserviert. Die Astrologie spricht dann von saturnal eingestellten Menschen. Unter diesen finden wir auch die Freunde einer Tasse Tee, insbesondere wenn er recht lange gezogen hat. Entstehen bei einem Traditionalisten Schwierigkeiten auf dem Gebiet der Bindungen (z. B. Frustrationen im Liebesleben), dann wird er in dem Tee gerne eine schöne Milchwolke sehen (Milch ist nämlich die Verstofflichung der Mutterliebe und somit Bindung).

Wenn wir diese Gedankengänge auf ein Volk projizieren, stoßen wir auf die Engländer. England ist ja das Teeland schlechthin, in dem man dieses Getränk „schön weiß" liebt.

Das englische Volk hatte seit eh und je Kontaktschwierigkeiten (unzureichende Bindungen). Der Engländer ist konservativ, hängt an Traditionen und lebt auf einer Insel, steht also gewissermaßen isoliert da.

Es gibt folglich deutliche Zusammenhänge zwischen unseren geschmacklichen Wünschen und unserer seelischen Verfassung. Im Rahmen dieses Büchleins können wir leider nicht näher auf das interessante Thema „Mensch – Geschmack" eingehen.

Zusammenfassend können wir aber feststellen, daß die Verdauungsorgane des Menschen an sein Seelenleben gebunden sind. Der Zusammenhang ist unverkennbar.

Daraus ließe sich sogar folgern, daß die vielen heutzutage auftretenden psychischen Störungen auf die minderwertigen, d. h. denaturierten Lebensmittel zurückzuführen sind, die wir täglich zu uns nehmen. Wenn der Körper nur „minderwertige Eindrücke" zu verarbeiten bekommt, wird auch die Psyche daran teilhaben. Der große Umsatz an Beruhigungsmitteln würde wahrscheinlich stark zurückgehen, wenn man wieder auf die natürlichen, unveredelten und nicht chemisch behandelten Lebensmittel zurückgreifen würde. Aus Nahrung kann Medizin werden! Überwachen Sie genau, was für Eindrücke Sie zu verarbeiten bekommen – sei es auf geistigem oder auf körperlichem Gebiet. Das unwiderstehliche Verlangen nach einem bestimmten Nahrungs- oder Würzmittel kann Ihnen höchstwahrscheinlich sehr viel über Ihre seelische Verfassung verraten. Leben Sie mit Ihrem Appetit! Je gesünder unser Seelenleben ist, desto natürlicher essen wir; und je gesünder wir essen, desto ausgeglichener wird unsere Psyche sein.

Leider sind die Versuchungen heute unvorstellbar groß. Disharmonische Tendenzen (sowohl in bezug auf unser Innenleben als auch auf unsere Ernährung) bestimmen das Gesicht der heutigen Zivilisation. Der Mensch, der sich bewußt für eine naturgemäße Lebensweise entscheidet, muß allerdings recht standhaft sein, sonst läuft er Gefahr, als gesellschaftsfeindlich verschrien und als Sonderling verlacht zu werden – und dann möglicherweise doch zu kapitulieren.

Wahrscheinlich ist der Weg der kleinen Schritte für die meisten Menschen der gangbarste. Wer Stück für Stück seine Lebensweise zu verbessern bestrebt ist, hat eine echte Chance.

Den allmählichen Gang der Dinge finden wir ja auch überall in der Natur. Auch sie paßt sich nach und nach an. Abrupte Änderungen lösen höchstens Katastrophen aus.

2. Die Verdauung und kosmische Bezüge

Im ersten Kapitel wurden bereits einige Aspekte verschiedener Zusammenhänge zwischen Körper und Geist besprochen. Körperliche Beschwerden können – wie dies zumeist auch geschieht – ursächlich erklärt werden. Man sagt dann beispielsweise, daß man irgend etwas nicht verträgt und der Körper darauf so reagiert, daß ein bestimmtes Symptom auftritt. An sich stimmt das auch. Doch diese Denkungsart gibt wenig Einblick in den Gesamtrahmen der tatsächlich möglichen Ursachen. Wenn wir in Analogien denken lernen, werden wir bald feststellen, daß ein bestimmtes Schema vielfältig zum Ausdruck kommen kann. Die verschiedenen Äußerungsformen weisen nach außen hin meist keine Zusammenhänge auf. Vertieft man sich jedoch in ihr *Wesen*, wird ihre Verwandtschaft, wird das Analoge bald erkennbar werden.

Diese Denkweise muß geübt werden. Wir sollten dazu von der Überlegung ausgehen, daß ein bestimmtes Grundschema auf drei Ebenen wesensverwandt zum Ausdruck kommen kann – auf der der Seele, auf der des Körpers und auf der der Umstände (das ist das soziale Niveau). Das sogenannte Grundschema wird durch die den Himmelskörpern – Sonne, Mond, Merkur, Venus, Mars, Jupiter, Saturn, Uranus, Neptun und Pluto – zugeschriebenen Eigenschaften gebildet. Das klingt auf den ersten Blick recht unwissenschaftlich und ziemlich mysteriös. Unwissenschaftlich ist es schon insofern, als Wissenschaft vornehmlich auf kausalem Denken basiert. Mysteriös ist die Sache aber nicht mehr, wenn wir uns näher mit den Hintergründen der Urschemata befassen.

In der Mythologie begegnen wir den Namen unserer Planeten auf Schritt und Tritt. Wenn wir uns deren Personifizierung genauer ansehen, erkennen wir, daß die mythologischen Gestalten Gegebenheiten oder Situationen des Menschenlebens sind. Man versucht, die Urformen der Ungesetzmäßigkeiten in Bilder umzusetzen. Diesen Prozeß findet man in allen Kulturen. Selbst in der heutigen Zeit treffen wir solche Gedankengänge in den Veröffentlichungen des Psychiaters Carl G. Jung (eines Freudschen Schülers) an. Er hat nämlich Untersuchungen über die sogenannten „Archetypen" angestellt. Das von ihm unter diesem Titel erschienene Buch handelt von Verhaltensweisen, die auf eine Art Urbild zurückzuführen sind. Jung geht davon aus, daß jeder Mensch so etwas wie ein „kollektives Unterbewußtsein" hat, das aus einer Vielzahl geistiger Bilder zusammengesetzt ist, die bereits von Geburt an vorhanden sind.

Wenn wir mit den oben erwähnten Planeten – die Sonne sei der Einfachheit halber auch einmal so genannt – arbeiten, können wir das durch den jeweiligen Himmelskörper symbolisierte Urbild praktisch mit einem einzigen Wort charakterisieren:

Sonne: – unser ureigenstes Ich, das Ego
Mond: – das Widerspiegelungsvermögen des Menschen, seine Reaktion auf die Dinge
Merkur: – das Denken, Zirkulation, kausale Folgerung
Venus: – Verbindung, Bindungen, Zusammenwirken
Mars: – Tat, Energie, Wille
Jupiter: – Vertrauen, Glaube, Entfaltung, Heilung

Saturn:	– Form, Beschränkung, Schrumpfung, Gesetz, Macht, Autorität
Uranus:	– Gleichmut, Intuition, Rhythmus
Neptun:	– Verschwommenheit, Entstofflichung, Schein
Pluto:	– Überlegenheit, Gewalt, „Wunder"

Wenn wir diese typischen Wesenszüge gut auf uns einwirken lassen, wird uns klar, daß unser Leben aus einem Zusammenspiel solcher Merkmale besteht.

Ist ein bestimmter Charakterzug bei jemand sehr stark ausgeprägt, können wir beispielsweise von einem „Mondtyp" sprechen oder von einem „Venustyp". Bei einem völlig ausgeglichenen, harmonischen Menschen (sofern es den überhaupt gibt) ist das Verhältnis der verschiedenen Attribute zueinander ausgewogen.

Sobald jedoch eine gewisse Disharmonie zwischen verschiedenen „Urcharakteristika" besteht, wird sich diese Disharmonie auch manifestieren. Zum Ausdruck kommt ein solches kosmisches Mißverhältnis entweder im *Seelen*leben des Menschen oder es wird zum Störfaktor seiner *körper*lichen Verfassung oder es beeinflußt die Lebens*umstände*.

Auf einer dieser drei Ebenen – Seele – Körper – Umstände – macht sich eine Disharmonie zumeist besonders stark bemerkbar, obgleich bei näherem Hinsehen die Manifestation auch auf anderen Ebenen erkennbar wird.

Nach dieser – möglicherweise ein wenig weitläufigen – Einführung wollen wir nun versuchen, die einzelnen Verdauungsorgane in einem weiteren Rahmen zu sehen.

Der Magen

Wie aus dem ersten Kapitel ersichtlich, sind alle Magenbeschwerden mit einer gewissen seelischen Störung verbunden. Auch auf die Lebensumstände pflegt ein Magenkranker anders als ein Gesunder zu reagieren.

Vielfach hört man die Behauptung, Ärger sei an Magenbeschwerden schuld. Teilweise ist das schon richtig. Wir müssen uns dabei aber fragen, was hier unter „Ärger" verstanden wird. Ärgernisse fallen zumeist in den Einflußbereich des Mondes. Durch unzureichende Widerspiegelungsfähigkeit vermag der Betreffende nur begrenzt zu reagieren.

Die *Seele* kann gewissermaßen nicht verdauen, was ihr vorgesetzt wird. Die Reaktion auf verschiedene Eindrücke ist nur unzulänglich.

Im *Körper* sehen wir analoge Vorgänge: Der Magen nimmt auch nicht alles Angebotene an.

In den Lebens*umständen* erkennen wir gleichfalls entsprechende Prozesse: Ein Mensch mit Magenbeschwerden ist schnell verärgert und akzeptiert die Umstände viel weniger als normalerweise.

Ein solcher Mensch vermag sich nur schwer in der Gemeinschaft zu behaupten; er ist psychisch labil und hat einen schwachen Magen.

Wenn zu wenig „Mondeinfluß" vorhanden ist, läßt auch die Magensaftproduktion zu wünschen übrig.

Die Behandlung besteht in einer Stärkung des Magens. Sie sollte nicht gerade mittels Brei und Babynahrung durchgeführt werden, da man hiermit ja der eigenen Schwäche nachgibt.

Ein schwacher Magen hängt so gut wie immer mit dem Wunsch zusammen, wieder Kind sein zu dürfen. Daher müssen wir versuchen, den Magen mit Mitteln zu stärken, die die Magensaftproduktion normalisieren. Sauerkrautsaft (frisch aus dem Faß) und Grapefruits eignen sich gut dazu. Merkt man, daß der Magen gekräftigt ist, versucht man die Ernährung behutsam auf Rohkost umzustellen, wobei auf gutes Kauen besonders zu achten ist (siehe hierzu die Ausführungen über unsere Ernährung).

Psychisch kann man dem Magenkranken dadurch helfen, daß man ihm Verständnis entgegenbringt. Das ist allerdings etwas anderes, als ihm in allem nachzugeben! Auch hier zeigt sich die Analogie zur Kindheit sehr deutlich. Ein Mensch mit Magenbeschwerden braucht viel echte, tiefe Liebe. Daher sollte ein Magenkranker auch Süßigkeiten (siehe erstes Kapitel) möglichst meiden.

Es gibt auch Magenbeschwerden, die auf einer Magensaftüberproduktion beruhen. In diesem Fall tritt häufig Heißhunger auf. Psychisch erlebt der Mensch dies als einen Mangel an zu verarbeitenden Eindrücken. Es ist der Typ, der stets sensationslüstern und dabei gefühlsbetont ist. Vom astrologischen Standpunkt aus beruht dies auf einem disharmonischen Zusammenwirken von Mond- und Uranuseinflüssen. Uranus überreizt das Widerspiegelungsvermögen. Die Reaktionen werden dadurch gewissermaßen angestachelt.

Kalkreiche Lebensmittel und roher Kartoffelsaft binden die Magensäure.

Diesen Menschen ist anzuempfehlen, jede Mahlzeit mit frisch zubereitetem Rohkostsalat zu beginnen.

In den Lebensumständen kann man solchen Menschen dadurch helfen, daß man ihnen Gelegenheit zu Maulfechtereien und Streitigkeiten gibt. Besser wäre es freilich, ihnen auf geistigem Gebiet mehr „Nahrung" anzubieten, damit sie mehr zu verdauen bekommen.

Über die Ablehnung äußerer Umstände und das Erbrechen haben wir schon im ersten Kapitel gesprochen.

Zusammenfassend können wir feststellen, daß es verschiedene „Magentypen" gibt. Infolgedessen ist es an sich unlogisch, allen Familienmitgliedern ein und dasselbe Essen vorzusetzen. Der eine braucht schwerere Kost, während der andere eher nach „zarteren stofflichen Eindrükken" verlangt. In der Praxis kann man dergleichen kaum berücksichtigen, da es in unserer von Normen geprägten Gesellschaft schwierig ist, aus der Reihe zu tanzen.

Ich meine aber, wenn Sie Appetit auf etwas Besonderes haben, sollten Sie ruhig mal in die Küche gehen und sich etwas zusammenbrutzeln. Sie sind dann nämlich viel mehr an dem, was Sie essen, beteiligt. Nahrungsmittel werden so zu echten Eindrücken, die man sich selbst verschafft.

Weiterhin muß im Zusammenhang mit Magenbeschwerden noch auf den äußerst nachteiligen Einfluß des *Lärms* hingewiesen werden. Es ist mir aufgefallen, daß viele der jüngeren Generation, die sich täglich der ohrenbetäubenden „Popdiktatur" (wie ich Popmusik einmal nennen will) unterwerfen, unter Verdauungsbeschwerden zu leiden haben. Aus verschiedenen Untersuchungen geht hervor, daß Lärm sich zerstörend auf das Nervensystem auswirkt. Menschen mit empfindlichem Magen sollten sich daher tunlichst vor Lärm schützen – und nicht nur sie allein!

Der Darm

Beim Darm müssen wir zwischen *Dünn-* und *Dickdarm* unterscheiden, von denen jeder seine *eigene* Funktion hat. Die Funktion des Dünndarms können wir mit den Begriffen *analytisch* oder *kritisch* umschreiben, die des Dickdarms mit *Umwandlung, Bindung*.

Störungen des Dünndarms hängen zusammen mit der geistigen Einstellung des gleichfalls kritischen und analysierenden Menschen. Es ist der Menschentyp, der an allem etwas auszusetzen und immer etwas zu meckern hat. Der Dünndarm solcher Menschen analysiert seinen Inhalt; er spürt sofort alle „Störenfriede" wie Kernchen, Haare usw. und signalisiert sie durch ein Schmerzgefühl.

Beim Dickdarm liegen die Dinge ganz anders. Wie gesagt, beruht das Prinzip des Dickdarms auf Umwandlung. Das ist die Schlußphase des gesamten Verdauungsvorganges, in der der aufbereitete und analysierte Speisenbrei seiner letztlichen Bestimmung zugeführt wird. Ein Teil wird vom Körper aufgenommen, der Rest für die Ausscheidung vorbereitet (gebunden).

Psychisch entspricht der Dickdarm dem Menschentyp, von dem man sagt „stille Wasser sind tief", der schweigt und – wenn es sein muß – sogar „mit sich selbst schmollt". Rache- und Haßgefühle gehen auf seelischem Gebiet vielfach mit Dickdarmbeschwerden Hand in Hand.

Der Mensch, der seine Empfindungen nicht in brauchbare Möglichkeiten umzusetzen vermag, wird mit dem Dickdarm entsprechend reagieren. Ist der Betreffende sehr verschlossen und weigert sich strikt, etwas von seinen Gefühlen zu zeigen, so kann Verstopfung entstehen. Er behält dann den Darminhalt bei sich. Wird er durch nicht geäußerte Gefühlsregungen nervös, so entsteht ein „spastischer Dickdarm". Und der ganze Mensch ist verkrampft. Jeder neue Eindruck kann eine solche Verkrampfung verschlimmern. Wer dergleichen Anzeichen bei sich feststellt, tut gut daran, jemand in sein Vertrauen zu ziehen und sich bei ihm auszusprechen, um danach mit der Aufnahme neuer Eindrücke besonders vorsichtig zu sein. Alle Menschen, denen der Dickdarm zu schaffen macht, sollten sich vor Augen halten, daß der *offenen und ehrlichen Aussprache* großer therapeutischer Wert beizumessen ist. Nehmen Sie kein Blatt vor den Mund! Halten Sie nicht mit Ihren Gefühlen zurück! Machen Sie aus Ihrem Herzen (in diesem Fall Darm) keine Mördergrube!

Wenn Darmschleim auftritt, ist man gewissermaßen emotional in die Dinge mit einbezogen. Man ist zumeist phlegmatisch (Phlegma = Schleim). In unserem Körper hat Schleim die Funktion des Einhüllens. So wie der Schleim im Körper die Dinge einhüllt, so weiß der (Seelen-)Phlegmatiker seine inneren Regungen zu verhüllen. Versuchen Sie in diesem Fall, so direkt wie möglich zu reagieren. „Verpacken" Sie Ihre Gefühle nicht und lassen Sie sich nicht – gleich aus welchen Gründen – von ihnen unterkriegen.

Sie müssen verstehen, die *Därme sind ja die Lungen Ihres Bauches.* Die Lungen geben uns die Kraft des Atems (d. h. Luft = Geist). Die Därme geben dem Körper die Kraft des Stoffes (d. h. Erde = Materie). Eine alte Volksweisheit sagt „der Tod haust im Darm". Das ist nicht weiter verwunderlich, wenn wir uns darüber klar werden, daß der Mensch – wenngleich aus Geist geboren – eine Verstofflichung kosmischer Kraft ist.

Solange wir an den stofflichen Körper gebunden sind, dürfen wir die körperliche Analogie seelischer Prozesse nicht unbeachtet lassen. Sorgen Sie also dafür, daß Geist und Stoff harmonisch zusammenwirken! Oder anders ausgedrückt: Versuchen Sie eine Ausgewogenheit zwischen der Funktion des Denkens (Geist) und der des Darmes (Stoff) zu erreichen! Beide sind wie unzertrennliche Freunde miteinander verbunden. Das Verhalten des einen wird aus den Reaktionen des anderen ersichtlich.

Das Denken in geistigen Kategorien findet in unserem Gehirn statt.

Unsere Därme und unsere Leber veranschaulichen uns den Denkprozeß in stofflichen Bildern (in meinem Büchlein „Kräuter für den Schlaf" gehe ich hierauf näher ein).

3. Die Verwendung von Heilkräutern

Die Verwendung von Heilkräutern kann man eigentlich nicht mit der Verabreichung von Medikamenten nach ärztlicher Vorschrift vergleichen. Abgesehen von einer einzigen Ausnahme geht es bei den Kräutern ja nicht um einen bestimmten chemischen Stoff, sondern um die Gesamtheit der Pflanze. Das heißt, das Wesen der Pflanze muß dem Wesen Ihrer gesamten Lebenssituation entsprechen (der Situation also, in der Ihre Beschwerden aufgetreten sind).

Man sollte daher die Kräuter auch nicht zur Bekämpfung eines bestimmten Symptoms verwenden, sondern zur Beeinflussung des *ganzen Menschen* in seiner Wesensgesamtheit. Jedes Kraut hat ein bestimmtes, arteigenes Wesen. Die Pflanze ist eine vollständige kleine Welt für sich, wie dies auch beim Menschen oder beim Tier der Fall ist. Nur ist es eine große Kunst, das Wesen der Pflanze ergründen zu lernen, um es dann mit dem Wesen des behandlungsbedürftigen Menschen zu vergleichen.

Es wäre also völlig falsch, Kräuter – gleich wie aufbereitet – einfach nur so zu gebrauchen, wie man nach einer Schmerztablette greift.

Für die Verwendung von Kräutern bieten sich mehrere Möglichkeiten an. Man kann die *frische* oder die *getrocknete* Pflanze nehmen oder sich der *Tinktur* (d. h. Kräuterextrakt auf Alkoholbasis) bedienen; heute werden sogar schon *Kräutertabletten* angeboten.

Der Gebrauch des frischen Krautes kommt gegenwärtig kaum noch in Frage, da die Pflanzen zumeist durch Kunstdünger, Autoabgase, verunreinigtes Wasser u. dgl. in ihrer Beschaffenheit und Wirkung stark beeinträchtigt sind. Nur wenn man mit absoluter Sicherheit schädigende Einflüsse ausschließen kann, darf man auch das frische Kraut verwenden. Man sollte dabei beachten, daß man davon weniger braucht als vom getrockneten, da frische Pflanzen optimal wirksam sind. Alle Säfte in ihnen „leben" gewissermaßen noch. Meist wird man also getrocknete Kräuter oder Tinkturen verwenden.

Getrocknete Kräuter eignen sich zur Teebereitung. Dazu benutzt man auf jeden Fall ein *Keramikgefäß*, da Metalle chemische Veränderungen bewirken können. Man nehme in der Regel einen Eßlöffel Kräuter auf einen halben Liter kochenden Wassers (das sind etwa drei Tassen). Den Aufguß lasse man 15–20 Minuten ziehen, dann siebe man ab. Die Flüssigkeit (in der keine Kräuterreste mehr sein sollten) kann man an einem kühlen und dunklen Ort bis zu 24 Stunden aufbewahren, so daß sich der Tagesbedarf in einem einzigen Arbeitsgang herstellen läßt.

Von dem Tee trinke man täglich zwei bis drei Tassen etwa eine Viertelstunde vor den Mahlzeiten.

Über die Verwendung entscheiden Sie selbst. „Lauschen" Sie der Stimme Ihres Körpers. Das persönliche Bedürfnis ist die einzige Richtlinie für die wirksame Verwendung. Wenn Ihnen etwas widersteht, ist es meist auch nicht gut für Sie. Unser Körper hat seine eigene Sprache. Versuchen Sie ihn zu verstehen. Dies gilt gleichermaßen auch für die Verwendung von *Tinkturen*. Auch dabei genügt nicht, ein Verordnungsschema von soundsovielmal soundsoviele Tropfen einzuhalten.

Man kann sich immer nur an die Faustregel halten, die darauf hinausläuft, daß man die optimal wirksame Menge bei Tinkturen zwischen fünf und dreizehn Tropfen suchen sollte. Bei akuten bzw. intensiven Symptomen ist nicht die Menge ausschlaggebend, sondern die Häufigkeit der Gaben. Mit anderen Worten: alle zehn Minuten drei Tropfen können wirksamer sein als einmal 25 Tropfen in der Stunde.

Man nehme die Tropfen in Wasser etwa zehn bis fünfzehn Minuten vor den Mahlzeiten und gegebenenfalls auch noch vor dem Zubettgehen.

Heutzutage erhält man auch *Kräutertabletten*, d.h. in Tablettenform gepreßte, getrocknete und pulverisierte Kräuter. Diese Methode ist zweckdienlich bei solchen Pflanzen, deren Wirkstoffe kaum oder überhaupt nicht in Alkohol lösbar sind (beispielsweise Huflattich).

Auch *äußerlich* kann man Kräuter verwenden. Hier bieten sich zwei Möglichkeiten an:

a) Man legt eine bestimmte Pflanze auf die betroffene Stelle.

b) Man bereitet einen Kräuterauszug auf Wasserbasis und benutzt ihn zu Hand- und Fußbädern.

Es hat sich nämlich herausgestellt, daß unsere Handteller und Fußsohlen aufnahmefähig für pflanzliche Heilkräfte sind. Der französische Kräuterexperte Maurice Mésségué macht von dieser Methode in der Praxis Gebrauch.

Für die äußerliche Verwendung kommt auch ein *Kohlblatt* in Frage. Obgleich man Kohl nicht gerade zu den Heilkräutern zählt, vermag ein zerdrücktes Kohlblatt vielfach doch Linderung herbeizuführen, vor allem bei Entzündungen. Man legt dazu das Kohlblatt auf die entzündete Stelle und tauscht es jede Stunde gegen ein frisches aus. Rotkohl ist wirksamer als andere Kohlarten.

Ein für äußere Anwendung bekanntes Mittel ist auch der Leinsamen, der bei bestimmten Entzündungsprozessen in Form von Kompressen gute Dienste leistet.

Halten Sie sich stets vor Augen, daß Ihre Intuition in Verbindung mit einer guten Portion gesunden Menschenverstandes immer der beste Ratgeber ist.

Da die Verwendung von Kräutern – sofern es sich dabei nicht um Giftpflanzen handelt – unschädlich ist, haben Sie die Möglichkeit, die benötigte Menge auf Ihre persönliche Situation abzustimmen. Man braucht beispielsweise bei Tinkturen nicht genau auf einen Tropfen mehr oder weniger zu achten.

4. Einige Kräuter für unsere Verdauungsorgane unter besonderer Berücksichtigung verschiedener Menschentypen

Odermennig (Agrimonia eupatoria)

Der Ordermennig paßt zu dem Menschentyp, der fürs Leben viel mitbekommen hat, doch alles, was ihm gewissermaßen in den Schoß fällt, nicht in eine ausgewogene Form zu bringen vermag. Es sind Menschen, die sich selbst nie besonders anstrengen müssen, weil immer jemand da ist, der ihnen alles abnimmt.

In ihrem Leben läuft alles wie am Schnürchen, ohne daß sie selbst ihre Aktivitäten groß zu entfalten brauchen. Man könnte sagen, der Odermennig paßt zu dem Menschen, dem es zu leicht gemacht wird und der gerade deshalb Schwierigkeiten bekommt. Diese Beschreibung der Lebensumstände entspricht ganz der körperlichen Situation eines solchen Menschen. Auch der Körper bekommt alles, was gut und recht ist, kann aber nicht viel damit anfangen, weil die Körperfunktionen von Passivität geprägt sind. Bei solchen Leuten ist der Stoffwechsel meist mehr oder weniger gestört. Die Folgen machen sich bei der Verdauung bemerkbar. Sie ist zumeist träge und wenig dazu angetan, „den Funktionen einzuheizen". Verstopfung gehört zu einem der häufigsten Symptome. Die gute Aufbereitung der zugeführten Nahrung (der stofflichen Eindrücke also) läuft ja nicht von selbst ab. Hierfür muß man etwas tun. Man muß

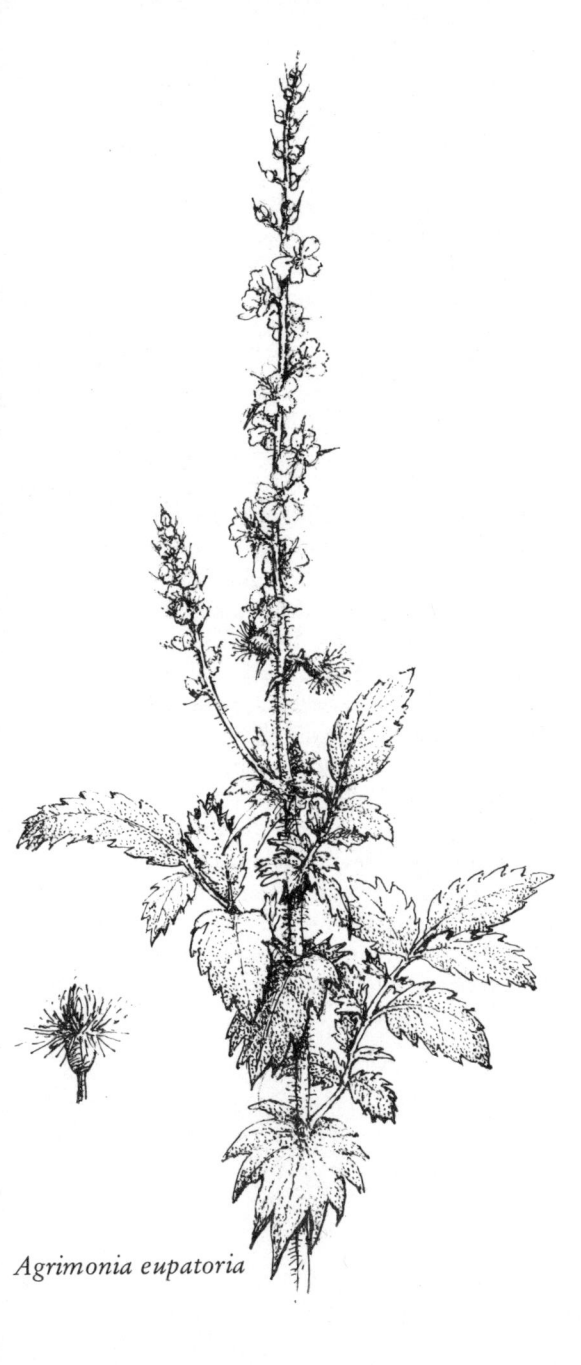

Agrimonia eupatoria

sich sogar tüchtig in die Riemen legen, um dem „Schlendrian" entgegenzuwirken.

Der Odermennig gehört zu den besten Kräutern zur Stoffwechselanregung. Allmorgendlich auf nüchternen Magen sieben bis zehn Tropfen Tinktur beeinflussen Stoffwechsel und Verdauung denkbar günstig. Wenn es sich um eine chronische Verstopfung unter den oben geschilderten Voraussetzungen handelt (es gibt nämlich auch Verstopfungen ganz anderer Natur – man lese darüber bei den übrigen Kräutern nach), dann kann sparsame Verwendung von Odermennig eine Besserung der Situation herbeiführen. Vor allem in Verbindung mit Goldrute wirkt er sehr „blutreinigend" und belebend.

Durch die Verwendung von Odermennig wird der Betreffende sichtlich aktiviert und läßt von der Einstellung ab, daß sich alles schon von selbst regeln werde. Der Odermennig gehört auch zu den leicht leberstimulierenden Kräutern. Dabei regt er nicht nur die Leber an, sondern fördert auch die Galleproduktion. Das rührt von den im Odermennig enthaltenen Bitterstoffen her.

Als Teemischung kann Odermennig in Verbindung mit Löwenzahn, Schafgarbe und Tausendgüldenkraut verwendet werden, wenn eine Belebung des Stoffwechsels angestrebt wird.

Man kann anfangs dreimal täglich eine Tasse Tee trinken, muß aber dabei zugleich die eigenen Aktivitäten zu intensivieren versuchen.

Anis (Pimpinella anisum)

In alten Zeiten pflegte man sich an kalten Winterabenden mancherorts an einem Täßchen köstlicher heißer Anismilch zu laben. Heutzutage wird dieser Brauch kaum mehr gepflegt. Er war eine der vielen guten Gewohnheiten unserer Urgroßmütter, die allmählich in Vergessenheit geraten ist. In Kräuterbüchern wird Anis empfohlen bei Leibweh, Blähungen (Darmkoliken) und Verstopfung. In all diesen Fällen ist die wohltuende Wirkung von Anis unbestritten. Wir müssen uns fragen, zu welchem Menschentyp er paßt.

Worauf beruhen das oben erwähnte Bauchweh und die Blähungen? Anisleibschmerzen sind beispielsweise anders als Fingerkrautleibschmerzen oder die stechenden Schmerzen, die auf Baldrian ansprechen. Jedes Kraut hat eben seinen eigenen Charakter.

Anis gehört zur Behandlung des Menschentyps, der – um es einmal einfach auszudrücken – noch mehr oder minder in den Kinderschuhen steckt, der noch unreif und unselbständig ist (wobei Selbständigkeit vielfach mit Erwachsensein gleichgesetzt wird). Das sollte man nicht als Geringschätzung oder Erniedrigung auffassen. Im Gegenteil. Es ist nur eine der zahlreichen Facetten des Menschseins.

Anis hilft, die Folgen von Empfindungen zu beheben, die man rein verstandesmäßig noch nicht verkraftet hat und die infolgedessen zu Leibweh führen können. Wenn geistige Eindrücke nicht restlos verarbeitet (d. h. nicht verstanden) werden, werden auch stoffliche Eindrücke (Nahrung) nicht ganz verarbeitet. Dadurch entstehen Schmerzen in den Gedärmen, im Leib also, da die Nahrung nicht genügend aufbereitet worden ist, so daß die Därme mit schwerverdaulichen Brocken fertig werden müssen.

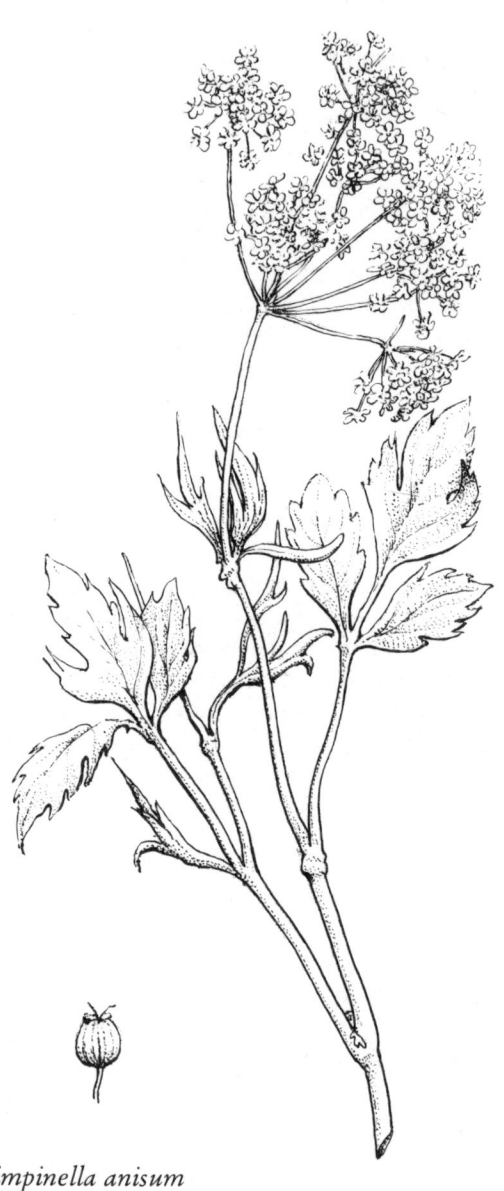

Pimpinella anisum

Anis paßt folglich auch zu dem Typ, der eines gewissen Schutzes bedarf – man bezeichnet solche Leute gern als naiv und kindlich – und das eigentlich zu Unrecht, denn diese Menschen sind ja nicht auf einer dem Kindesalter entsprechenden Entwicklungsstufe stehengeblieben, sondern müssen nur immer ein bißchen bemuttert werden.

Ich erinnere mich noch gut daran, wie meine Urgroßmutter einmal einen Becher Anismilch vor mich hinstellte und dabei sagte: „Trink' das schön warm, mein Kind, das tut wohl und macht alles so behaglich." Sie war eine wirklich weise Frau. Jemandem das Gefühl der Geborgenheit zu geben ist soviel wie ihn bemuttern. Mütterlichkeit ist Wärmeausstrahlung. Erst im fortgeschrittenen Alter ist mir aufgegangen, weshalb meine Urgroßmutter – selbst im Hochsommer – immer einen Schuß warmen Wassers in die Limonade tat. Wärme schützt Körper und Geist am besten.

Gibt es da nicht zu denken, daß Anis zu den wärmendsten Kräutern überhaupt gehört?

Anis paßt zu den Menschen, die sich vom Mutterbild nicht lösen können, die Hemmungen haben, sich auf die eigenen Beine zu stellen. Dann läßt sich die Fülle von Empfindungen nur schwer allein tragen. Nehmen Sie stets Anissamen. Bereiten Sie daraus Anismilch oder auch Tee – allerdings ist Anismilch zu bevorzugen, da in ihr besser die Mütterlichkeit zum Ausdruck kommt. Sogar das Kauen von Anissamen verschafft bei Leibweh und Blähungen Erleichterung.

Pfefferminze (Mentha piperita)

Bis zu einem gewissen Grade weist die Pfefferminze die gleichen Eigenschaften auf wie der Anis. Sie gehört ja auch zu den wärmenden Kräutern.

Bei Anis war von einem Bedürfnis nach Mutterliebe die Rede, ohne daß dies zu einer gewissen Schrulligkeit des Betreffenden führen müßte. Der Anistyp bleibt ungeachtet seiner tieferen Gefühle stets fröhlich, heiter und aufgeweckt. Der Pfefferminztyp hingegen ist depressiv veranlagt und leicht melancholisch. Die Pfefferminze wirkt mehr auf den Magen.

Der Anistyp hat unbewußt ein Schutzbedürfnis. Der Pfefferminztyp ist auf Mütterlichkeit sogar direkt angewiesen. Der Magen ist ja erster Aufbereiter der stofflichen Eindrücke. Alles was außerhalb mütterlichen Schutzes steht, kann dieser Typ nur schwer verarbeiten. So hat er denn auch entsprechend seiner psychischen Veranlagung einen schwachen Magen. Er kann nicht gut verarbeiten und verdauen; ihm muß alles mehr oder weniger vorgekaut werden.

Die Pfefferminze paßt folglich auch zu dem Menschen, der alle Eindrücke hortet und nicht verarbeitet (astrologisch der Krebstyp). Im Körper verarbeitet auch der Magen seine Eindrücke nicht und wird deshalb aufsässig. Der Betreffende leidet unter Aufstoßen und Blähungen; er muß sich irgendwie der Gase entledigen, die sich aus der unverdauten Nahrung gebildet haben. Psychisch verhält es sich ähnlich: Es kann zu Zwangsvorstellungen, Wahnideen und schlimmstenfalls sogar zu Halluzinationen kommen, wenn sich unverarbeitete Eindrücke stauen. Pfefferminze stärkt Magen und Geist. Nehmen Sie sie in Form von Pfefferminztee zum Frühstück oder auch als Teemischung mit Kalmus,

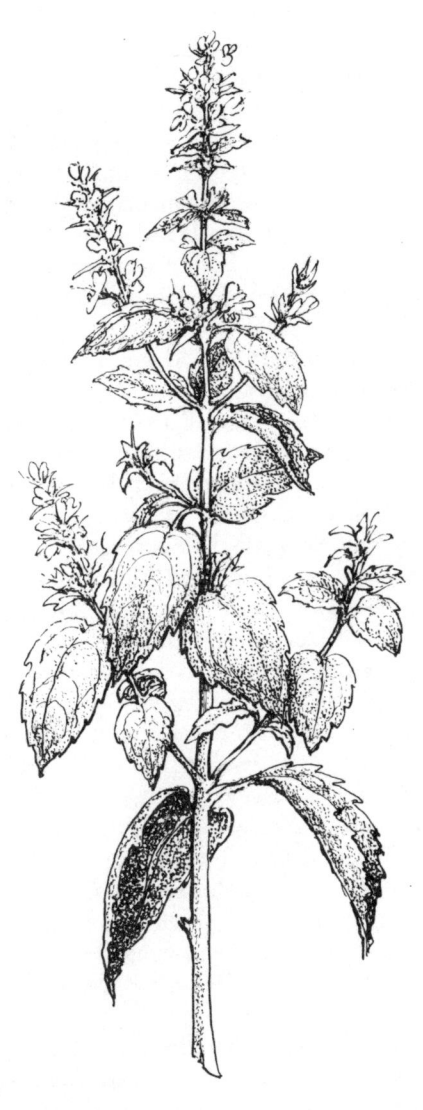

Mentha piperita

Odermennig, Tausendgüldenkraut, Kamille und etwas Baldrian. Sie paßt vor allem zu Männern, die sich nur schwer aus ihrer Mutterbindung lösen und zu einer eigenen Verhaltensweise durchringen können.

Wenn Sie einige der oben geschilderten Wesenszüge an sich feststellen können, tun Sie gut daran, in Ihrem Garten Pfefferminze anzupflanzen und dann und wann ein Blättchen davon zu pflücken oder mit der Hand über die Stengel zu streichen und den Duft mit tiefen Atemzügen auszukosten. Schon der Geruch kann heilsam wirken.

Die Pfefferminze ist ein Kraut, an das man bei allen Magenbeschwerden denken sollte. Es hat schon seinen Grund, daß es in den kalvinistischen Kreisen der niederländischen Bevölkerung Brauch ist, die Pfefferminzpastillen aus der Tasche zu holen, sobald der Pfarrer mit seiner Predigt beginnt. Schließlich traktiert der Seelenhirt seine Schäfchen ja mit einer Fülle von Sentenzen und Lebensweisheiten, die nicht immer ganz leicht zu verdauen sind. Einige wenige Worte, von der Kanzel gesprochen, können einem schon schwer auf dem Magen liegen. Das traditionelle und wohlvertraute „kerkpepermuntje" (Kirchenpfefferminzlein) gewährt bei entsprechender körperlicher Verfassung einen gewissen Schutz, insbesondere wenn man bedenkt, daß der Geist zwar willig, doch das Fleisch schwach ist. Pfefferminze schützt eben das Fleisch (Magen). Daraus erkennen wir den tieferen Sinn mancher Traditionen, die uns auf den ersten Blick unbedeutend, wenn nicht gar lächerlich erscheinen mögen.

Versuchen Sie bei Magenbeschwerden Ihr Wesen zu erkennen und suchen Sie ein entsprechendes Kraut – es ist dann sicher das zu Ihnen passende!

Tausendgüldenkraut (Erythraea centaurium)

Was das Johanniskraut für unsere Nerven ist (siehe meine Ausführungen in „Kräuter bei Streß und Nervosität"), das ist in etwa das Tausendgüldenkraut für die Verdauung.

Es enthält soviel Bitterstoffe, daß es Leber und Galle zu erhöhter Tätigkeit anregt.

Tausendgüldenkraut paßt zu dem Menschentyp, dem „die Felle davongeschwommen sind", der sowohl seine stofflichen als auch seine seelischen Eindrücke nicht mehr verarbeiten kann, weil es ihm einfach an Lebensmut fehlt. Viele Menschen können in solchen Situationen kaum einen Bissen zu sich nehmen, da ihnen alles zuwider ist. Die Betreffenden sind schwermütig und verdrossen, so daß die ganze Lebensfreude hin ist. Sie tragen schwer an der Bürde des Lebens.

Im Körper äußert sich das in Form einer schlechten Verdauung als Folge verminderter Galle- und unzulänglicher Magensaftproduktion. Gemeint ist mit letzterem eine ungeeignete Magensaftzusammensetzung; jedes Nahrungsmittel benötigt ja eine besondere Kombination der Magenschleimhautabsonderungen (siehe auch Abschnitt über die Ernährung).

Das Tausendgüldenkraut verleiht Lebensfreude und führt folgerichtig eine gesunde Verdauung herbei, da diese beiden Fakten unlösbar miteinander verbunden sind.

Verwenden Sie also Centaurium-Tinktur bei Verdauungsbeschwerden unter den oben beschriebenen Umständen.

Nehmen Sie sie anfänglich drei- bis viermal täglich 15 bis 20 Minuten vor dem Essen. Auf diese Weise leitet sie die Verdauung ein, d. h. sie ist gewissermaßen Wegbereiter für die zu erwartenden Eindrücke.

Auch eine Teemischung ist empfehlenswert, bei

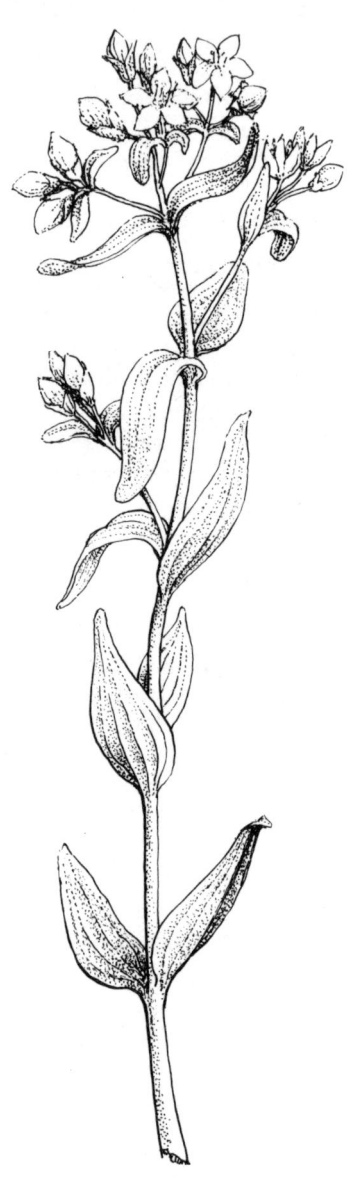

Erythraea centaurium

der auf sieben Teile Tausendgüldenkraut fünf Teile Odermennig, drei Teile Kalmuswurzel, ein Teil Pfefferminze und ein Teil Wermut kommen. Dieser Tee gibt neuen Lebensmut. Er aktiviert sowohl Leber als auch Magen und deren seelische Widerspiegelungen.

Fenchel (Foeniculum officinale)

Es kommt gelegentlich vor, daß es Zusammenhänge zwischen angegriffenen Luftwegen und Darmbeschwerden gibt. Häufig treten als dritter Faktor zu diesem Komplex noch Ekzeme hinzu. Es kann dann zu folgendem Krankheitsverlauf kommen: Das vorhandene Ekzem wird mit irgendwelchen Salben zugeschmiert und verschwindet mit der Zeit augenscheinlich. Was aber macht dem Betreffenden nun zu schaffen? Die Därme. Wenn er diese Beschwerden dann mit allen möglichen Mitteln verdrängt hat und meint, endlich die Plagen los zu sein, geben nach einiger Zeit die Atemwege Grund zur Klage. Es kommt zu regelrechten Asthmasymptomen. Natürlich gibt es auch dagegen Medikamente, mit denen man dem Übel zu Leibe rücken kann. Aber siehe da, jetzt tritt auf einmal wieder das Ekzem auf – und der Teufelskreis beginnt von vorne.

Zwischen den beschriebenen körperlichen Beschwerden und der seelischen Verfassung des Patienten gibt es Zusammenhänge. Wir könnten hier vom „Fenchel-Komplex" sprechen. Fenchel ist nämlich eine Pflanze, die sowohl für die Luftwege als auch für die Därme und die Nieren (Haut) von großer Bedeutung ist.

Fenchel paßt zu dem Menschentyp, den das Leben immer mit entnervenden Umständen konfrontiert.

Ein solcher Mensch befindet sich seelisch dauernd in einem nervösen Hochspannungszustand. Der Körper ist dabei total verkrampft, so daß bestimmte Funktionen durch mangelnde Entspannungsmöglichkeit nicht erfolgen können. Astrologisch gibt es bei diesem Typ eine ungünstige Verbindung von Merkur- und Uranuseinflüssen, wobei der Merkur der Eingangsplanet

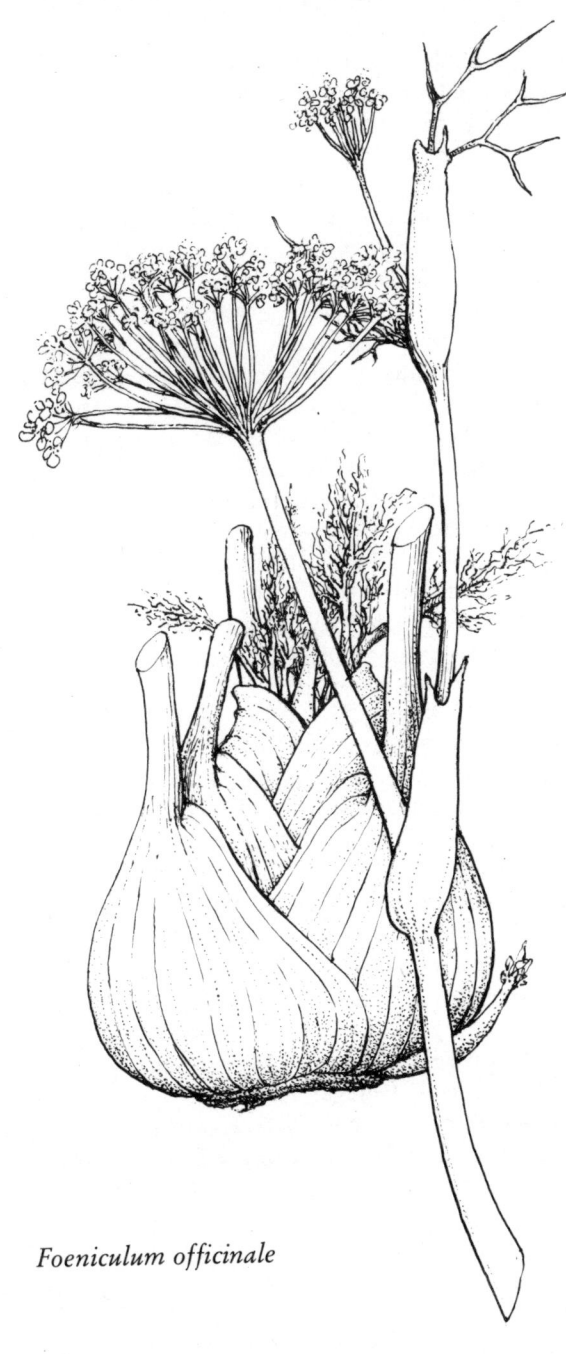

Foeniculum officinale

ist (d. h. die Kraft, die Lebenssphäre, die dem stärkeren Uranus zum Opfer fällt).

Auf psychischem Gebiet denkt dieser Mensch auf eine mit Unvorhersehbarem, Entnervendem und Plötzlichem unlösbar verknüpfte Weise. Im Körper kommt es dabei zu Gasansammlungen, da man ja „mit angehaltenem Atem" (wobei eigentlich für einen Augenblick das Leben unterbrochen wird) die Umstände erfährt. Der Körper kann dann nicht entspannt verdauen, weil die Produktion der benötigten Körperflüssigkeiten gedrosselt, wenn nicht gar unterbrochen wird. Dadurch kann es zu Gärungsprozessen kommen, die wiederum zu Gas(= Luft-)ansammlungen im Darm führen.

Der Fencheltyp ist an sich der Lebenssituation, in der er sich befindet, nicht gewachsen. Es geschieht um ihn herum so fürchterlich viel, daß er es einfach nicht verarbeiten kann. Es paßt zu diesem Typ, daß er infolge der Turbulenz eigentlich kaum noch etwas sieht.

Ist es da nicht auffällig, daß in der Homöopathie Fenchel zur Stärkung der Sehkraft (des Wiedersehenkönnens) verwendet wird?

Gebrauchen Sie Fenchelsamen bei Gasansammlungen unter den oben beschriebenen Voraussetzungen.

Fenchelsamen, den man in Milch ziehen läßt, erweist gute Dienste bei Verkrampfungen (siehe obige Ausführungen). Man kann ihn gut mit Johanniskraut, Gänse-Fingerkraut und Kamille mischen.

Bei Darmträgheit und Gasansammlungen nehme man fünf Teile Fenchelsamen, fünf Teile Gänse-Fingerkraut und drei Teile Kamille. Man beginne mit täglich einer Tasse vor dem Essen.

Berberitze (Berberis vulgaris)

Der gelbliche Saft und die infamen Stacheln bzw. Dornen der Berberitze weisen der Signaturlehre zufolge auf Galle und Ärgernis (Sticheleien und verletzende „scharfe Eindrücke") hin. Und die Berberitze wirkt auch tatsächlich heilend bei Leber- und Gallenbeschwerden.

Die Berberitze paßt vornehmlich zu dem Menschentyp, der es aufgrund zu „stacheliger" Nahrung mit der Galle zu tun bekommen hat. Unter „stacheliger" Nahrung verstehe ich hier scharf gewürztes Essen. Man kann häufig feststellen, daß der Berberitzetyp schwefelhaltige Lebensmittel („scharfe Speisen") wie beispielsweise die Vertreter der Lauchfamilie (Zwiebel, Porree, Knoblauch), Radieschen, Rettich und – nicht zu vergessen – Eidotter nur schwer zu verarbeiten vermag. Ursache hierfür ist die Tatsache, daß der Berberitzetyp über zu wenig „Inkarnationskraft" verfügt, um diese recht deftigen (= Inkarnation) Gerichte zu verdauen. Es sind Menschen mit langsamem Gallefluß, die aber dennoch leicht aufbrausen, d. h. ein cholerisches Temperament haben. Sie fangen alles mögliche an, beginnen jedoch nicht mit der Idee, dem ersten Eindruck, sondern sofort mit der vollständigen, ausgereiften Form.

So ist es auch erklärlich, daß nur wenige Menschen eine rohe Zwiebel auf nüchternen Magen vertragen. Dieser Gedankengang paßt zum Schwefel. Schwefel ist in allem eben Entstehenden enthalten, in allem also, was sich gewissermaßen noch im embryonalen Zustand befindet wie z. B. das Eidotter. Schwefel ist eine der Urformen der Materie.

Wenn man im Leben die Embryonalphase einer Sache überspringt, reagiert der Körper entsprechend. Die der Leber innewohnende Lebens-

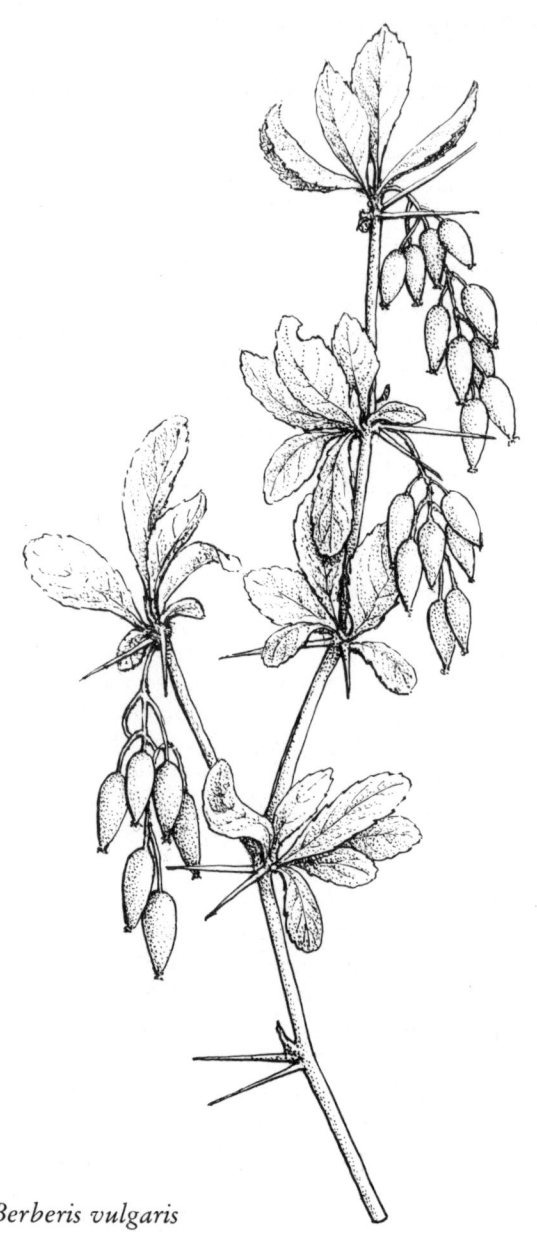

Berberis vulgaris

kraft (das beginnende Leben) streikt dann, so daß weniger Galle produziert wird. Wenn man dann „embryonale Materie" – Schwefel also – zuführt, gibt es so etwas wie einen Kurzschluß. Der Körper kann mit einem solchen „Eindruck" nichts anfangen und verarbeitet ihn daher auch gar nicht. Die Folgen sind Leber- und Gallestauungen, sogar -koliken.

Versuchen Sie in allererster Linie, das Grundschema zu erfassen, und reagieren Sie darauf sowohl mit entsprechenden äußeren Umständen als auch in psychischer Hinsicht. Wahrscheinlich werden Sie dann mit den zuvor unverträglichen Nahrungsmitteln weniger Beschwerden haben.

Zur Förderung des Prozesses kann man Berberitze-Tinktur verwenden. Bei Schmerzen in der Lebergegend (die für „Aufsässigkeit" und Auflehnung stehen) nehme man täglich drei- bis viermal fünf bis zehn Tropfen Berberitze-Tinktur. Zuweilen genügen schon einmal täglich fünf Tropfen auf nüchternen Magen.

Vermeiden Sie sowohl körperlich als auch geistig zu scharfe Eindrücke (Schwefel ist nämlich ein Stoff, der vom Geschmack her mit dem Begriff „scharf" gekennzeichnet wird).

Auch zu dem Menschentyp, der mit der Reinigung von Körper und Seele Schwierigkeiten hat, paßt Berberitze. Die Reinigungsprozedur ist freilich so unerhört wichtig, weil man sich dabei aller seelischen und körperlichen Eindrücke entledigt, die noch nicht verarbeitet sind und somit „Restsymptome" bewirken können. Auch dieses Bild entspricht dem Schwefel, da beispielsweise früher Einmachgefäße ausgeschwefelt (also gereinigt) wurden.

Daher kommt es, daß so viele Gallenbeschwerden auf unzureichende Reinigung des Körpers und natürlich auch des Geistes zurückzuführen sind.

Homöopathisch kann man solche Gallenleiden mit Sulfur (homöopathisch verdünnter Schwefel) bekämpfen.

Sulfur schafft – ähnlich wie bei den Einmachgefäßen – alles, was nicht taugt, aus dem Körper heraus.

Läutern Sie Ihren Geist und Ihre Verhältnisse (Umstände), und geben Sie dadurch Ihrer Leber, mehr noch Ihrer Galle, Gelegenheit, optimal zu arbeiten.

Schöllkraut (Chelidonium majus)

Wie der Saft der Berberitze, so läßt auch Schöll-
krautsaft nach der Signaturlehre auf Leber- und
Gallenstörungen schließen. An sich wirkt Chelidonium genau so wie die Berberitze, jedoch stär-
ker auf den Leberbereich, während die Berberitze mehr die Galle beeinflußt. Schöllkraut paßt
zu dem Menschentyp, der Verdauungsbeschwerden hat, weil seine Leber ihre Entgiftungsfunk-
tion nicht ausreichend erfüllt.
Es ist ja Aufgabe der Leber, das Pfortader-
system zu entgiften. Vom Psychischen her sind
solche Leute Schwarzseher und Hypochonder.
Wie kommt das?
Nun, wenn die Leber ihre entgiftenden Funktionen nicht zufriedenstellend erfüllt, können
die verschiedensten schädlichen Stoffe zu Kör-
perpartien befördert werden, wo sie keineswegs
hingehören. Das kann zu allerlei Störungen führen, zu rheumatischen Leiden, Hautkrankhei-
ten, Augen- und Darmbeschwerden. Das sind
dann die Symptome. Wurzel des Übels ist allerdings die unzulängliche Leberfunktion.
Dieser Menschentyp reinigt und entgiftet lo-
gischerweise auch Geist und Lebensumstände
nur unzureichend. Er erlaubt sich vieles, wovon
er genau weiß, daß es ihm abträglich ist, und
läßt den Dingen einfach ihren Lauf. Eines der
charakteristischsten Symptome ist ein Schmerzgefühl unter dem rechten Schulterblatt, da also,
wo sich die „Spitze" des rechten Leberlappens
befindet.
Verwenden Sie Chelidonium immer als D3 oder
D6. Das ist eine homöopathische Verdünnung,
auf die ich im 5. Kapitel noch zu sprechen komme. Von Schöllkrauttee oder frisch gepreßtem
Saft muß allerdings abgeraten werden, da dieses
Kraut zu den Giftpflanzen gehört. In starker

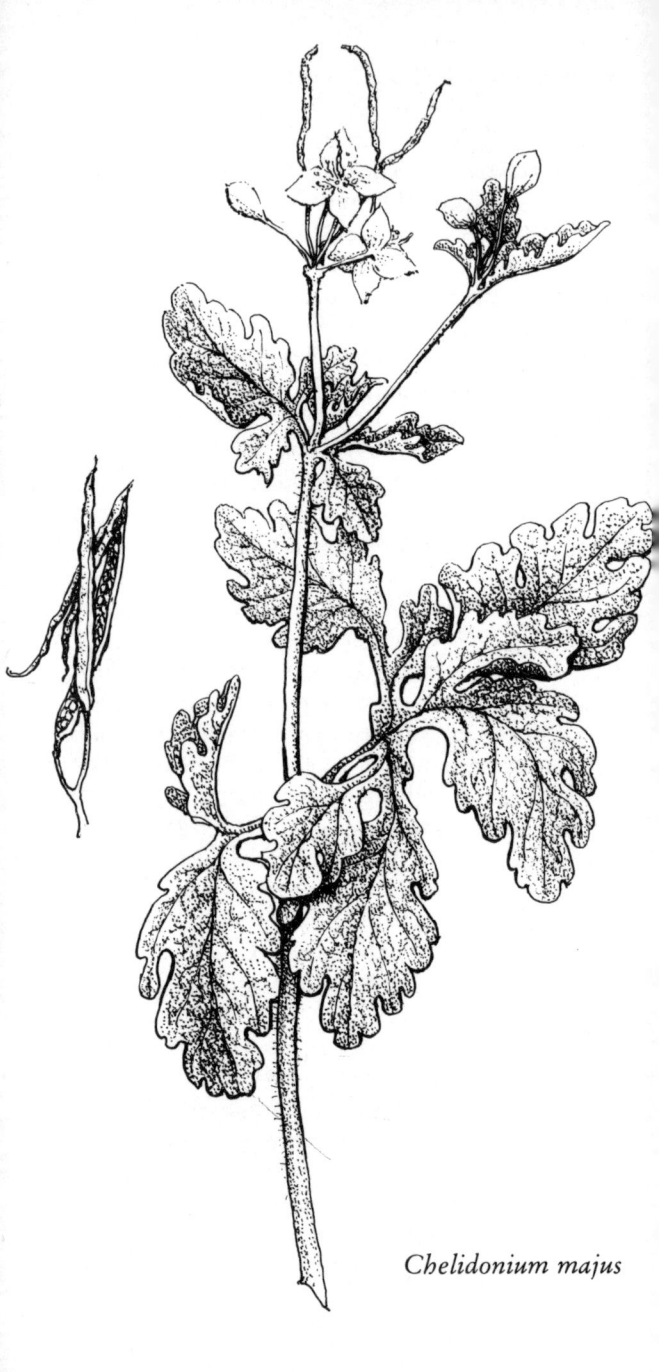

Chelidonium majus

Verdünnung hingegen ist es eines der besten Mittel zur Neutralisierung von Giften in unserem Körper. Chelidonium-Tinktur bekommt man rezeptfrei in Apotheken.

Löwenzahn (Taraxacum officinale)

Löwenzahn gehört zum Tierkreiszeichen Schütze (Sagittarius). Dieses entspricht dem Bild des Kentaurs – ein Pferd mit menschlichem Oberkörper, das mit Pfeil und Bogen auf ein hochgestecktes (hohes) Ziel schießt.

Im wesentlichen ist damit der Begriff „Idealismus" (auf ein hohes Ziel schießen) gemeint.

Im Gemeinschaftsleben ist der leidenschaftliche Schütze ein „Ketzerjäger", ein Mensch also, der dem Ideal (oder der Angst) zuliebe nichts und niemanden schont, nur um sein Ziel zu ereichen. Während des Achtzigjährigen Krieges gab es eine solche Situation: die Inquisition der Römischen (päpstlichen) Kirche. Ist es da nicht erstaunlich, daß schon Dodonäus in seinem 1554 verfaßten Kräuterbuch den Löwenzahn als „Pfaffenkraut" bezeichnete (im Deutschen gelegentlich „Pfaffenröhrlein" genannt) und die Pflanze im niederländischen Sprachbereich „Pferdeblume" heißt, weil die Pferde (Sagittaren) darauf ganz versessen sind?

Bereits im Altertum wurde die Leber mit dem Tierkreiszeichen Schütze in Verbindung gebracht, das seinerseits wieder Sinnbild des *Glaubens* ist.

Löwenzahn enthält reichlich Bitterstoffe, die stimulierend auf Leber und Galle wirken; außerdem regt Löwenzahn alle Drüsen und die Muskulatur des Magen-Darm-Traktes an, so daß er sich denkbar günstig auf die Verdauung auswirkt.

Löwenzahn erweist sich auch als reinigend (er gehört zu den bevorzugtesten Kräutern für eine Blutreinigungskur im Frühjahr), was sich vor allem in einer verbesserten Nierenfunktion – also vermehrten Flüssigkeitsausscheidung – äußert. Ferner wirkt Löwenzahn blutdrucksenkend, was

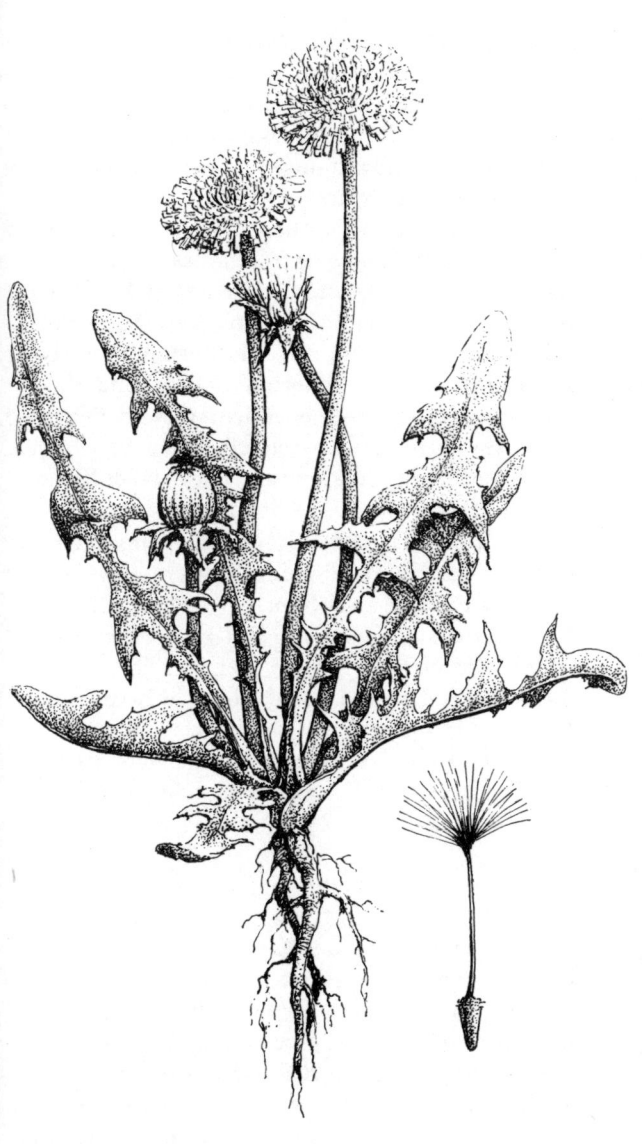

Taraxacum officinale

wohl auf die bessere Nierenfunktion zurückzuführen ist.

Löwenzahn paßt zu dem Menschentyp, der seine Lebensvorstellungen (d. h. seine Ideale) nicht sinnvoll zu regeln vermag. Er ist eine Pflanze für diejenigen, die ihr idealistisches Wollen nicht in entsprechende Handlungen umsetzen können und dadurch in Spannungssituationen geraten, die zu einer Verkrampfung des Verdauungsapparates führen und sogar erhöhten Blutdruck nach sich ziehen können. Hier ist ein Vergleich mit dem Pferd erlaubt, das auf dem freien Feld vor einem Pflug steht und das Vertrauen in seinen Gefährten (den Bauern oder den Landarbeiter) verliert. Bei aufziehendem Gewitter wird es ausbrechen, um so schnell wie möglich in Sicherheit (Stall) zu kommen, ohne dabei Rücksicht auf irgend etwas oder irgend jemand zu nehmen. Der Trieb des Tieres ist dann so stark, daß es sogar das Risiko eingeht, sich selbst oder andere zugrunde zu richten.

Der Löwenzahn paßt folglich zu solchen Personen, die kein Vertrauen mehr zu ihren Mitmenschen haben und sich dadurch in Bedrängnis fühlen. Bei ihnen wirkt der Löwenzahn „ordnend". Er stellt das innere Gleichgewicht wieder her und bringt im Rahmen der oben geschilderten Umstände die Organe wieder zu normaler Funktion.

Essen Sie im Frühjahr täglich ein paar junge Löwenzahnblätter in Form von Salat. Bei Leber- und Verdauungsstörungen trinke man Tee, zubereitet von getrocknetem Kraut, oder verwenden Sie Tinktur nach eigenem Ermessen. Von letzterer nehmen Sie jeweils eine Viertel- oder eine halbe Stunde vor den Mahlzeiten nie mehr als fünfzehn Tropfen auf einmal. Versuchen Sie die richtige Menge selbst zu ermitteln. Es ist durchaus möglich, daß ein Tropfen täglich – und dann morgens auf nüchternen Magen genommen – schon eine fühlbare Besserung herbeiführt.

Bereits Tabernaemontanus schrieb über Löwenzahn „. . . een gebenedeyde artzeney".

Ruhrwurz (Potentilla tormentilla)

So wie der Baldrian Ordnung in die unsichtbaren Teile (die Wurzel) unserer Psyche bringt (man lese darüber in meinem Büchlein „Kräuter bei Streß und Nervosität"), so ordnet Ruhrwurz die unverarbeiteten Eindrücke, die aus unseren Därmen ihren Ausweg suchen. Anders ausgedrückt: was Baldrian für unser Nervensystem ist, das ist Ruhrwurz für unser Verdauungssystem.

Das, was sich psychisch in Form von Ängsten und nervösen Anfällen äußert, führt offenbar in unserem Gedärm zu Geschwürbildung und Blutungen. In beiden Fällen wird die normale Form (und das ist die schützende Hülle) durchbrochen, und man gerät „außer sich".

Die blutstillende Wirkung der Ruhrwurz war schon in früheren Zeiten bekannt. Dodonäus schreibt 1554 in seinem Kräuterbuch über diese Pflanze: „. . . gheneest dat root melizoen ende alle loop des buyck / stelpt oock dat bloetspouwen / tbloet pissen / der vrouwen overvloedighe bloet / ende alderhande bloetganck" (. . . heilt die rote Ruhr und alle Durchfälle, stillt auch das Blutspucken, das Bluturinieren, der Frauen überstarke Blutungen und sonstige Blutungen).

Auch bei Zahnfleischbluten hat sich Ruhrwurz als sehr wirksam erwiesen. Man nehme zum Mundspülen etwa 20 Tropfen auf ein Glas lauwarmen Wassers.

Wie Dodonäus bereits zu berichten wußte, ist Ruhrwurz eines der besten Mittel gegen Durchfälle. Man kann dann jede Viertelstunde fünf bis zehn Tropfen mit etwas Wasser nehmen.

Was steckt nun eigentlich hinter einem Ruhrwurz-Durchfall? Nun, zu Anfang dieses Kapitels war von den unverarbeiteten Eindrücken, die ihren Ausweg aus den Därmen suchen, die

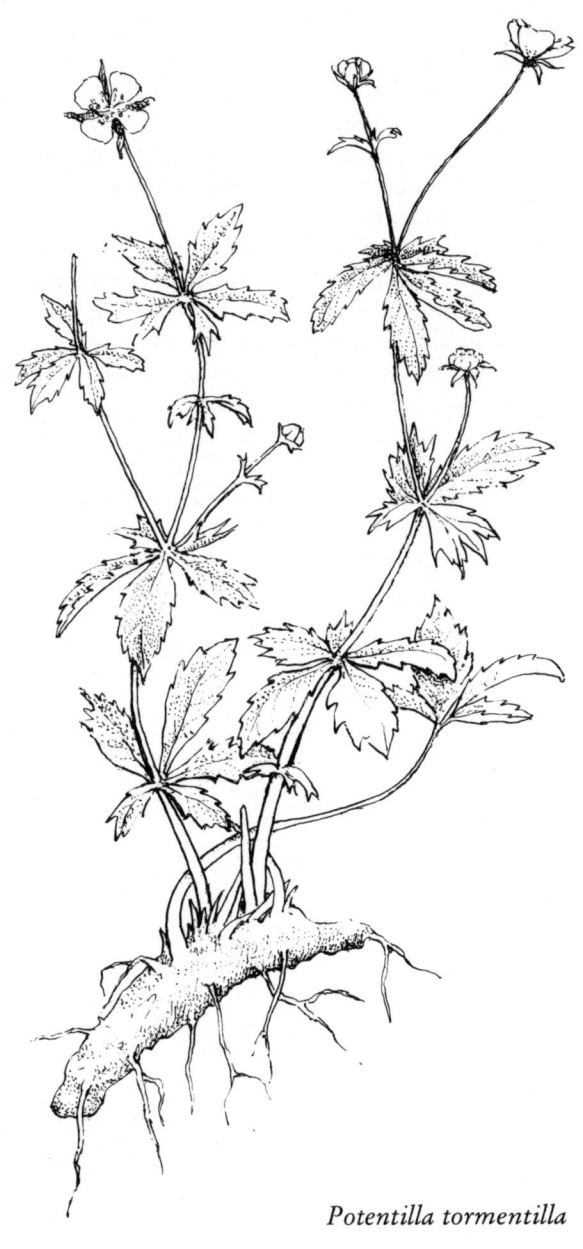

Potentilla tormentilla

Rede. Diese unverarbeiteten Eindrücke sind im Grunde Ursache eines solchen Durchfalls. Wenn man die körperlichen (und auch die entsprechenden seelischen) Eindrücke nicht wenigstens teilweise für sich nutzen kann, „entlaufen" sie uns. Es sind Beschwerden, die man kaum „in den Griff" bekommt.

Im Seelenleben versteht man darunter Erscheinungen, die unserem Unterbewußtsein entstammen, das uns ja mehr oder minder unbekannt ist. Man findet dergleichen bei Examensangst (das sind meist „vergiftete" psychische Eindrücke) oder als Folge von Nahrung, die unserer Konstitution nicht entspricht („vergiftete" körperliche Eindrücke).

Alle Verkrampfungen – sowohl die seelischen als auch die körperlichen – werden durch Ruhrwurz günstig beeinflußt.

Sanikel (Sanicula europaea)

Diese Pflanze wird – wahrscheinlich aufgrund ihrer schon vor Jahrhunderten bekannten Heilwirkung – auch als Heildolde bezeichnet.

Dodonäus schreibt beispielsweise in seinem vorgenannten Kräuterbuch: „Das Trinken von Sanikelsaft heilt und genest die verschiedensten innerlichen und äußeren Wunden und Quetschungen."

Wenn wir im Geiste der damaligen Zeit denken, können wir diesen Hinweis sowohl körperlich als auch seelisch auslegen. Wenn man jemand sagen hört „Man hat mich zutiefst verletzt", dann braucht es einen nicht zu wundern, daß sich mit der Zeit bei dem Betreffenden körperliche Folgen zeigen, daß nämlich Magen und Darm dann angegriffen sind.

Jemand, dem das Herz blutet (aufgrund einer seelischen Verletzung), könnte beispielsweise Magenbluten bekommen (körperliche Verletzung). Wenn die seelischen Eindrücke zu verletzend sind, ist auch der Magen offenbar den stofflichen Eindrücken nicht gewachsen. Die Sanikel ist folglich eines der besten Mittel gegen Magen- und Zwölffingerdarmgeschwüre.

Nehmen Sie von der Tinktur drei- bis viermal täglich sieben bis zwölf Tropfen. Mancherlei Unbehagen wird dadurch behoben.

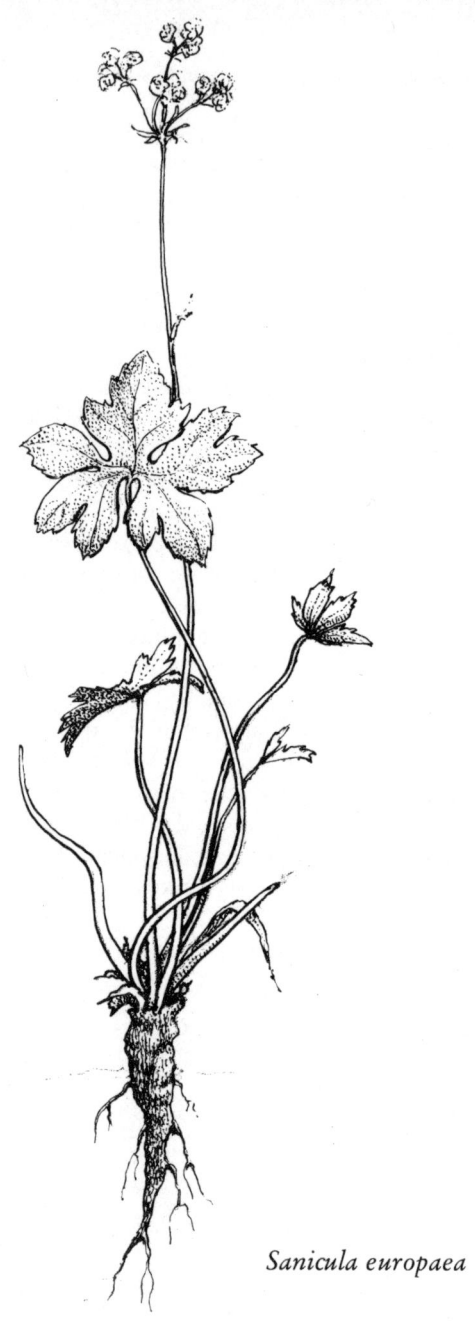

Sanicula europaea

Leinsamen (Semen lini – von Flachs = Linum usitatissimum)

Die Heilwirkung von Leinsamen ist allgemein bekannt. Früher pflegte man bei Furunkeln und anderen Geschwüren heiße Leinsamensäckchen aufzulegen, wodurch der Reifungsprozeß (und infolgedessen die Heilung) beschleunigt wurde. Es mag zwar merkwürdig klingen, aber Leinsamen hat in bezug auf Magen und Darm eine *ent*regelnde Funktion. Schon Dodonäus schreibt in seinem Kräuterbuch unter dem Stichwort „Hindernisse": „Leinsam – eingenommen – ist dem Magen schädlich und widerstrebt ihm, er verhindert die Verdauung und macht viel Wind."

Dieser Hinweis von Dodonäus läßt sich leicht erklären, wenn wir uns überlegen, daß Leinsamen auf Entzündungsprozesse nicht nur lindernd, sondern auch fördernd wirkt. Alles, was nicht „rein" ist, wird zersetzt und geht in Gärung über.

Wenn wir also unter normalen Umständen Leinsamen zu uns nehmen, wird die Nahrung bereits im Magen zu gären beginnen, wodurch es zwangsläufig zu Aufstoßen und Blähungen kommt. Eine schlechte Verdauung wird folglich durch Leinsamen noch schlechter.

Warum aber ist der Leinsamen dann in der Reihe der Heilkräuter für Verdauungsbeschwerden aufgeführt?

Weil Leinsamen eines der besten Mittel gegen Magenschleimhautentzündung ist. Wenn man die Behandlung mit Fasten und nur ein wenig schleimigen Leinsamtees beginnt, werden die Beschwerden sehr bald abklingen. Man nehme dazu einen Eßlöffel Leinsamen auf einen halben Liter Wasser, lasse das Ganze über Nacht quellen und koche es am nächsten Tag etwa 10 Mi-

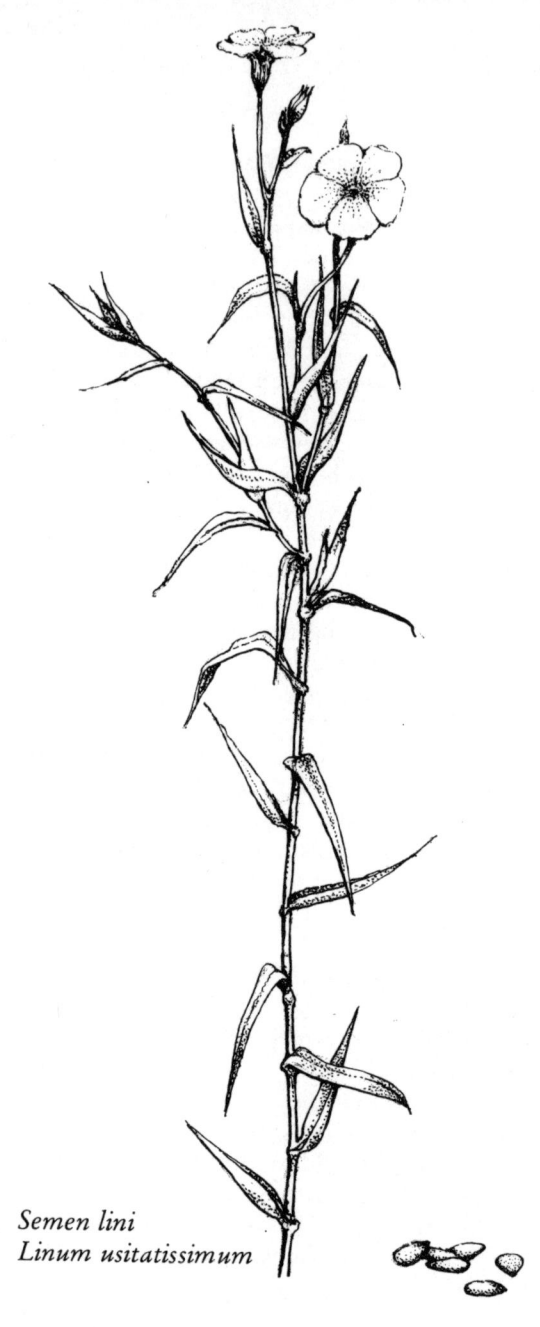

Semen lini
Linum usitatissimum

nuten bei schwacher Hitze. Dann siebe man die Samen ab und trinke die Flüssigkeit in kleinen Portionen über den ganzen Tag verteilt. Um es noch einmal ausdrücklich zu betonen: Bei der Behandlung darf nichts gegessen werden! Allenfalls kann etwas stark verdünnter, frisch gepreßter Saft (am besten von Heidelbeeren) getrunken werden.

Vogelknöterich (Polygonum aviculare)

Unsere Katzen kennen das: Wenn sie sich nicht wohlfühlen, nehmen sie – sofern nicht Quecke hilft – ihre Zuflucht zu einem Zweiglein Vogelknöterich und kauen darauf herum. Darmstörungen und Verstopfungen werden durch dieses Kraut günstig beeinflußt.

Vogelknöterich entspricht unserem Gefühlsleben (astrologisch wird die Pflanze mit einer disharmonischen Venus, z. B. in ungünstiger Stellung zum Jupiter, in Zusammenhang gebracht).

Das Kraut paßt zu dem Menschen, der mit der Fülle seiner Eindrücke (vor allem der disharmonischen) nicht fertig wird und sich gewissermaßen sagt: „Ist ja egal, mich interessiert das alles nicht mehr. Jeder muß eben sehen, wie er weiterkommt."

Es ist die Kapitulation vor einer Flut von „unreinen Eindrücken", nachdem der Betreffende völlig aus der Fassung geraten ist und nicht die Kraft hat, sich dem Lauf der Dinge zu widersetzen. Gefühle, Bindungen (Venus) und Ideale, der Glaube an irgendwelche Dinge (Jupiter) u.a.m. bilden ein einziges Tohuwabohu. Entweder will der Betreffende zuviel binden, ohne ein (Ideal-)Leitbild zu haben, durch das eine solche Bindung überhaupt erst realisierbar wird, oder er ist zu sehr Idealist, um eine normale Bindung eingehen zu können.

All diese psychischen Vorgänge äußern sich in unserem Körper.

Im Körper wirken sich so geartete seelische Prozesse in zwei Organen aus – in der Bauchspeicheldrüse und in den Nieren.

Wenn das Pankreas die „Zuckereindrücke" unzureichend verarbeitet, schwemmen wir mit Hilfe der Nieren wieder Zucker aus (im Urin

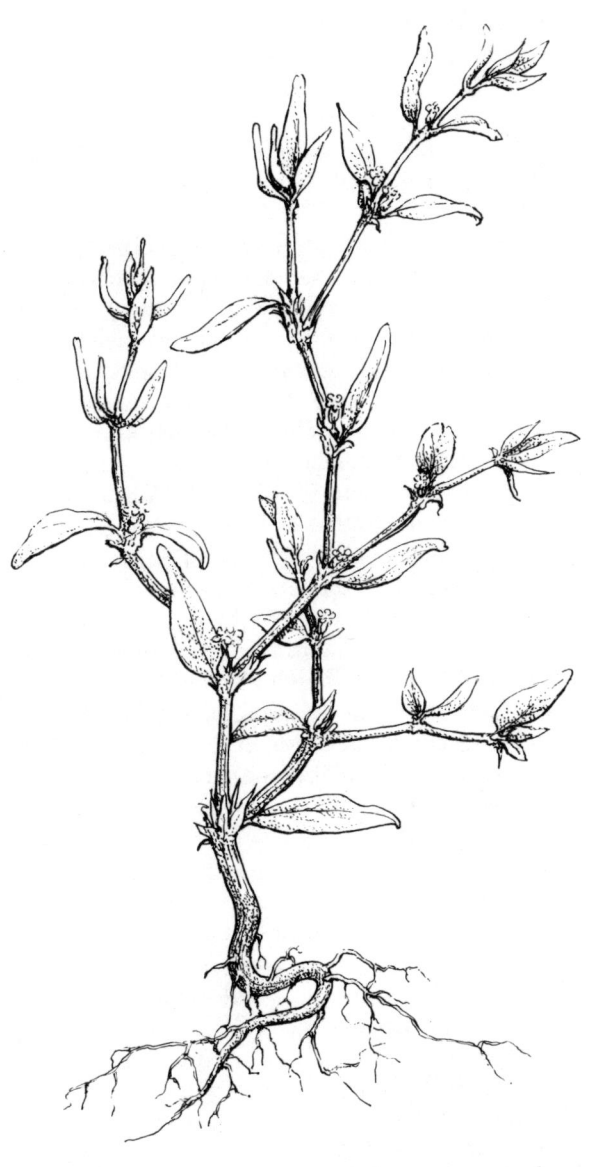

Polygonum aviculare

nachweisbar). Daher spricht man dann von Zuckerkrankheit.

Leuchten wir die Hintergründe aus, so finden wir immer eine der beiden folgenden Möglichkeiten: Entweder man kann sich nicht binden, weil die Ideale im Wege stehen, oder man bindet sich doch, muß aber dafür seine Ideale aufgeben.

Vogelknöterich ist denkbar gut geeignet, Harmonie und Ausgewogenheit dann wiederherzustellen, wenn das Produzieren (Jupiter) und das Konsumieren (Venus) durcheinandergeraten sind. Die Niederländer sagen zu Vogelknöterich „Schweinegras", eine Bezeichnung mit tieferer Bedeutung. Denn in diesem Namen kommt ein gewisser Zusammenhang zwischen der Wirkung der Pflanze und dem Schwein zum Ausdruck.

Jeder weiß doch, daß es kein gefräßigeres Tier als das Schwein gibt. „Ein gutes Schwein frißt alles", heißt es ja; und ein Schwein fühlt sich so richtig „sauwohl", wenn es sich in seinem eigenen Dreck suhlen kann. Nicht umsonst wird in der Bibel Schweinefleisch als „unrein" bezeichnet. Viele Menschen vertragen Schweinefleisch auch schlecht, sie bekommen davon unreine (mit Pickeln und Pusteln übersäte) Haut.

Die Lebensweise gleicht – wenn man in analogen Bildern denken kann – gewissermaßen dem zu Beginn dieses Abschnittes geschilderten psychischen Bild.

Schweine sind ganz versessen auf Vogelknöterich. Es sieht ganz so aus, als wirke dieses Kraut der Gier und der Maßlosigkeit entgegen und sorge für Harmonie.

Nehmen Sie Tee oder Tinktur von Vogelknöterich bei Störungen im Zuckerstoffwechsel und bei Durchfällen, welche sich aus einer Ernährungsweise ergeben, die „Verunreinigungen" unterworfen ist. Angesichts der mehr und mehr um sich greifenden Unsitte unserer Zeitgenossen, sich „von der Hand in den Mund" zu ernähren, worunter ich in diesem Fall das hastige Hinunterschlingen von Mahlzeiten in Selbstbedienungslokalen und Imbißstuben, an Automaten und Kiosken verstehe – also angesichts dieser Untugend wäre es für viele Menschen empfehlenswert, regelmäßig Vogelknöterich zu nehmen und dabei gleichzeitig zu gesünderen Eßgewohnheiten zurückzufinden.

Bei Zuckerkrankheit kann man (nach Rücksprache mit dem Arzt!) einen Versuch mit Vogelknöterich, gemischt mit Heidel- oder Preiselbeerblättern und Tausendgüldenkraut, machen.

Es gibt kein Kraut, das eine so starke Regulierung des Angebot-Nachfrage-Verhältnisses bewirkt wie Vogelknöterich. Versuchen Sie also – um noch einmal auf die niederländische Bezeichnung „Schweinegras" zurückzukommen –, das gefräßige Schwein in sich zu erkennen und den Schweinestall gründlich auszumisten (auch psychisch).

Kartoffel (Solanum tuberosum)

Auch als Grundnahrungsmittel ersten Ranges ist die Kartoffel ein nicht zu unterschätzendes Remedium – und zwar ihr roh gepreßter Saft.
Roher Kartoffelsaft ist eines der besten Mittel gegen Sodbrennen. Mit Hilfe eines elektrischen Entsafters läßt er sich leicht herstellen. Sollte Ihnen also Sodbrennen zu schaffen machen, trinken Sie etwa eine Stunde nach den Mahlzeiten den Saft von ein bis zwei Kartoffeln, das genügt schon.
Suchen Sie aber auch nach der Ursache der Beschwerden!

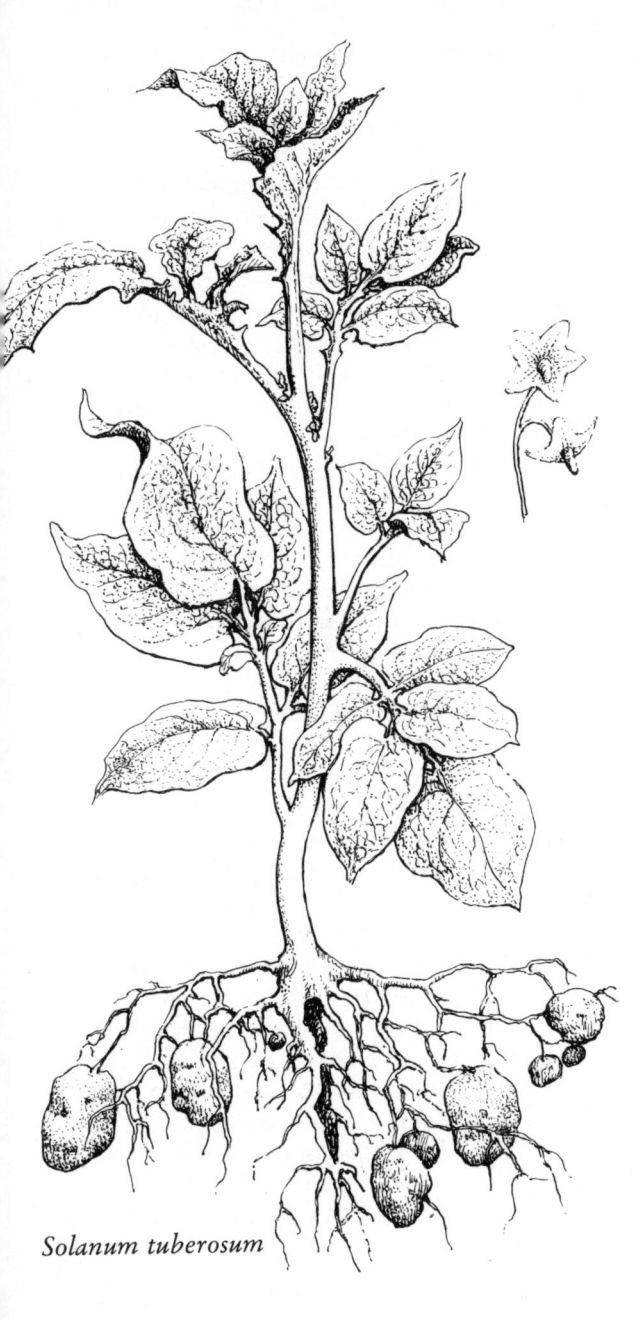

Solanum tuberosum

Kamille (Matricaria chamomilla)

Es wäre ein unverzeihliches Versäumnis, wenn man bei den Kräutern für die Verdauung die über jedes Lob erhabene Kamille nicht nennen würde. Sie hilft bei allen Beschwerden im Bereich des Verdauungstraktes, die auf der Grundtendenz des „Sich-nicht-bei-Mutter-ausweinen-Könnens" und des „Nicht-den-Mut-zu-Neubeginn-Findens" beruhen. Gemeint ist hier die seelische Verfassung eines Menschen, der sich – wie ein Kind – von äußeren Umständen umfangen sieht und nicht die Möglichkeit hat, das, was in ihm vorgeht (d. h. kreativ ist), zum Ausdruck zu bringen, zu verwirklichen. Überall gibt es Hindernisse (beim Kind sind es die Verbote und Zurechtweisungen) und Hemmungen.

Die „Empfindungsseele" ist voller Ideen, vermag sie aber durch die obwaltenden Umstände nicht auszuformen. Man kann – zumindest was das Gefühl anlangt – das, was man eigentlich will, nirgends unterbringen.

Die Kamille beruhigt. Sie ist eine Pflanze, die Ihnen zuhört und teilnimmt an allem, was sich in der Tiefe Ihres Herzens abspielt.

Was aber hat dann die Kamille mit unserem Verdauungstrakt zu tun? Für den aufmerksamen Leser bedarf es keiner Erklärung mehr, daß es sehr enge Zusammenhänge zwischen psychischer Verfassung und Verdauungsorganen gibt. Wenn wir uns in einer psychischen Situation wie der oben beschriebenen befinden, werden unser Magen und unsere Därme daran teilhaben. Sind wir außerstande, mit all dem, was in uns vorgeht, einmal auszupacken, werden sich auch unsere Därme jedwedem neuen „Eindruck" widersetzen (=mangelnder Appetit).

Und alles, was sich noch im Darm befindet, wird in kürzester Zeit ausgestoßen (Durchfall),

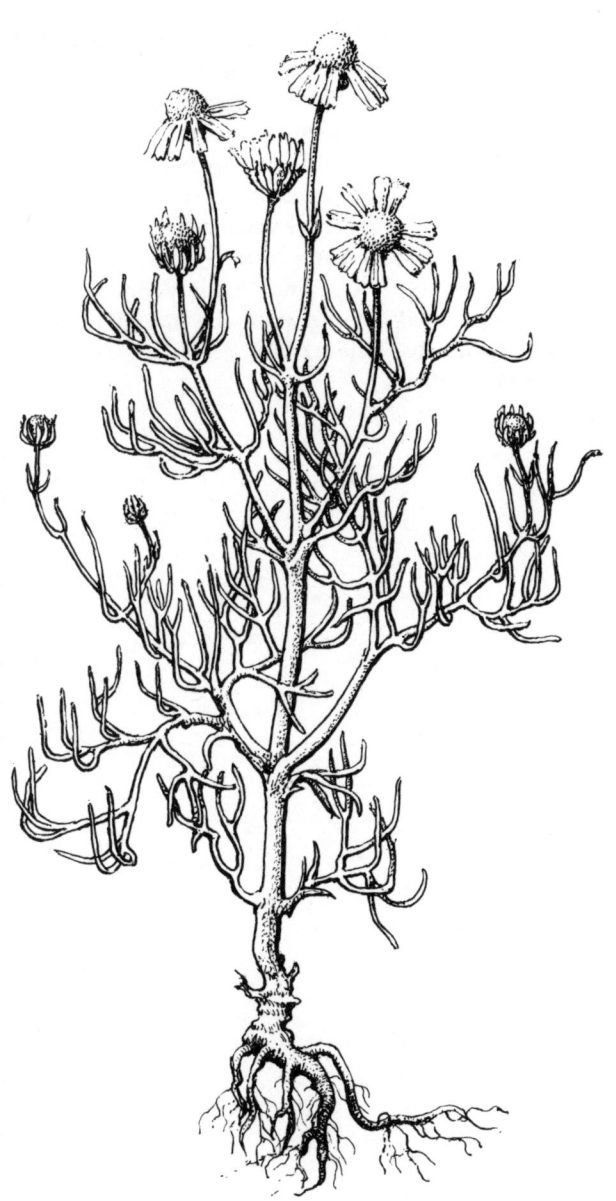

Matricaria chamomilla

so daß man sich aller Eindrücke entledigt und nun unverstanden und leer fühlt.

Verwenden Sie Kamille in allen Fällen von Verkrampfungen als Folge des oben beschriebenen Sachverhaltes, insbesondere im Bereich des Magen-Darm-Traktes.

Trinken Sie Kamillentee oder nehmen Sie Tinktur. Von letzterer kann man in schweren Fällen sogar jede Stunde zehn bis fünfzehn Tropfen nehmen – aber nicht öfter als dreimal nacheinander, dann muß wieder eine größere Pause eingelegt werden.

5. Die Homöopathie und unsere Verdauungsorgane

Die Homöopathie hat uns viel zu bieten. Sie ist ein Heilverfahren, das auf einem an sich sehr alten Prinzip beruht, welches von dem deutschen Arzt Dr. Christian Friedrich Samuel Hahnemann (1755–1843) aufgegriffen und ausgearbeitet wurde.

Die seinerzeit schon bekannte fieberhemmende Wirkung der Chinarinde brachte ihn auf den Gedanken, sie auch an seinem eigenen Körper auszuprobieren. Merkwürdigerweise trat daraufhin bei Hahnemann Fieber mit allen dazugehörigen Begleiterscheinungen auf. Aus diesen Beobachtungen schloß Hahnemann, daß bestimmte Stoffe (Pflanzen, Mineralien, Metalle usw.) bei einem gesunden Menschen Krankheitserscheinungen hervorrufen, die jedoch bei entsprechender Verdünnung deutliche Rückschlüsse darauf zulassen, welcher Stoff zur Bekämpfung welcher Krankheit in Frage kommt.

Diese Erkenntnis ließ Hahnemann den Begriff „Similia similibus curentur" (Gleiches mit Gleichem heilen) prägen.

Bleiben wir bei Chinarinde: Sie führt beim Gesunden zum Auftreten von Fieber. Leidet jemand an Fieber unter gleichen Begleiterscheinungen, wie sie durch Chinarinde beim Gesunden auftreten, so vermag der Wirkstoff, in entsprechender Verdünnung verabreicht, das Leiden zu heilen.

Ein anderes Beispiel ist Strychnos nux vomica oder Brechnuß (ein in Indonesien heimischer Strauch). Nux vomica verursacht in unverdünntem Zustand u. a. eine belegte Zunge, Übelkeit – vor allem nach den Mahlzeiten –, Magenschmerzen und ein Gefühl des Aufgeblähtseins. Wird Nux vomica hingegen homöopathisch (d. h. in einem ganz bestimmten Verdünnungsgrad) verabreicht, dann gibt es kein besseres Mittel gegen die oben beschriebenen Symptome.

Man muß freilich bedenken, daß es für die in der Homöopathie verwendeten Mittel eine breitgefächerte Palette sogenannter „Leitsymptome" gibt. Daher ist es nicht ganz einfach, immer das richtige Mittel herauszufinden. Dazu muß man sich mit dem jeweiligen Fall in allen Einzelheiten befassen.

So kennt man in der Homöopathie beispielsweise „rechts" und „links" wirkende Mittel. Auch die Vorliebe des Patienten für eine bestimmte Geschmacksrichtung kann eine Rolle spielen. Sogar die Bevorzugung gewisser Farben vermag dem Homöopathen bei der Wahl zwischen mehreren Möglichkeiten Hinweis auf das im speziellen Fall wirksamste Mittel zu sein, da es auch in diesem Bereich verwandte Wesenszüge gibt.

Wer mit Erfolg homöopathisch wirken will, muß sich zuerst und vor allem gründlich in die Eigenheiten der einzelnen Mittel vertiefen. Natürlich gibt es Medikamente gegen Fieber, Erkältung, Magenschmerzen, Übelkeit oder Durchfälle schlechthin, die man auch ohne genaue Durchleuchtung der Krankheiten erfolgversprechend verabreichen kann. Meist stellen sie aber kaum mehr als eine „Erste-Hilfe-Leistung bei Unfällen" dar.

Im oben Gesagten wurde auch der Begriff „homöopathische Verdünnung" erwähnt. Präziser sollte man sagen, in der Homöopathie gebraucht man „dezimale Verdünnungen". Diese sind dann auf den Fläschchen und Döschen in Verbindung mit einem „D" angegeben. D2 ist folglich die zweidezimale Verdünnung eines Stoffes, also 1:100, und D6 ist demnach 1:1 000 000.

Verwendet man ein Präparat – beispielsweise eine Pflanzentinktur – unverdünnt, so ist es durch das Zeichen Ø gekennzeichnet. Die unverdünnte Tinktur nennt man „Urtinktur". In meinen Bändchen „Kräuter bei Streß und Nervosität" und „Kräuter für den Schlaf" bin ich auf die Wirkungen der verschiedenen Verdünnungsgrade – auch Potenzen genannt – noch näher eingegangen.

Bezogen auf unsere Verdauungsorgane möchte ich in diesem Kapitel einige bekannte homöopathische Mittel nennen. Leider kann ich im Rahmen dieses Büchleins allerdings nicht näher auf die einzelnen „Leitsymptome" eingehen. Wenn man bewußt die sich uns durch die Homöopathie bietenden Möglichkeiten nutzen will, muß man entweder einen Homöopathen zu Rate ziehen oder sich selbst ausgiebig mit den verschiedenen Mitteln befassen. Letzteres hat allerdings den Nachteil, daß man versucht ist, ohne den erforderlichen Sachverstand herumzudoktern. Experimente sind nur dann sinnvoll, wenn sie im Rahmen einer wohlüberlegten Suche nach den richtigen Rückschlüssen (der Wahrheit) durchgeführt werden.

Als magen-darmtrakt-spezifische Mittel sind zu nennen:

Magnesium phosphoricum
Calcium carbonicum
Nux vomica
Arsenicum album
Pulsatilla
Sulfur jodatum
Plumbum
Chelidonium
Lycopodium

Auf diese homöopathischen Medikamente möchte ich etwas näher eingehen.

Magnesium phosphoricum

Dieses Mittel kann bei Magenschmerzen verabreicht werden, die bis in den Bauch und in den Rücken hinein ausstrahlen, bei denen also der Unterleib einbezogen ist.

Kalte Speisen und Getränke verschlimmern den Zustand im allgemeinen, während das Liegen in gekrümmter Haltung Linderung verschafft. Angezeigt ist Magnesium phosphoricum auch, wenn die Zunge, bei den meisten Magenbeschwerden belegt, normal aussieht. Auch bei Magenbeschwerden, die auf Verkrampfungen beruhen, ist Magnesium phosphoricum angezeigt (siehe ferner bei Kamille).

Nehmen Sie bei derartigen Magenbeschwerden D6 oder D12 – und zwar bei starken Schmerzen jede halbe Stunde fünf Körnchen, jedoch nicht öfter als viermal hintereinander.

Calcium carbonicum

Das ist eines der besten Mittel gegen immer wieder auftretendes Sodbrennen, es bindet nämlich alle Säuren im Körper. Von daher läßt sich auch die Wirksamkeit von Calcium carbonicum bei rheumatischen Beschwerden erklären, die mit einer gewissen Übersäuerung des Körpers (beispielsweise infolge Zufuhr von zuviel tierischem Eiweiß und sonstigen säurebildenden Lebensmitteln) verbunden sind.

Typisch für Patienten, die auf Calcium carbonicum ansprechen, ist deren unstillbares Verlangen nach „unverdaulichen Sachen" sowohl stofflicher als auch psychischer Art. Dieses Merkmal steht in direktem Zusammenhang mit dem „Übereifer" der Magensäure, da diese sich immer dann vermehrt bildet, wenn viele „Eindrücke" erwartet werden.

Calcium carbonicum paßt zu dem Typ, dem es (scheinbar) psychisch besser geht, wenn der Magen etwas zu verarbeiten hat. Da Kalk (Calcium) den Magen beruhigt, beschwichtigt er auch unsere Emotionen. Nehmen Sie D3 bis D12 je nach seelischer Verfassung. Je bedeutender der psychische Hintergrund, desto höher die Verdünnung.

Nux vomica

Das ist ein Medikament, das bei Magenkrämpfen hilft, die etwa zwei Stunden nach einer (möglicherweise zu üppigen) Mahlzeit auftreten.
Es eignet sich bei Magenschmerzen, die Hand in Hand gehen mit einem unangenehmen (sauren) Geschmack im Mund.
Typisch für Nux-vomica-Magenbeschwerden ist, daß sich der Zustand nach Beendigung des Verdauungsvorganges bessert. Der Überfluß ist dann verarbeitet und damit die Ursache der Pein entfallen. Nehmen Sie dieses Mittel als D4 bis D12.

Arsenicum album

Arsenicum ist ein ausgezeichnetes Remedium gegen Magenschleimhautentzündung als Folge zu heißer oder zu kalter Speisen, übermäßigen Alkoholgenusses und zu vielen Rauchens. Kennzeichnend für die auf dieses Mittel ansprechenden Beschwerden ist, daß sie mit einem Gefühl von Unruhe oder Angst gepaart sind.
Der Betreffende hat das Gefühl einer allgemeinen Erschöpfung und Schwäche. Nehmen Sie Arsenicum album als D6 bis D12 und davon drei- bis viermal täglich fünf Körnchen, entsprechend der Lageentwicklung. Achten Sie auf Ihre Eßgewohnheiten! Fasten (zumindest am

ersten Tag der Behandlung) ist die beste Therapie bei Magen- und Darmbeschwerden.

Pulsatilla

Dieses Mittel paßt zum sogenannten „verdorbenen Magen" im wahrsten Sinne des Wortes, d. h. zu einem erschlafften Magen mit krankhaftem Tiefstand (Magensenkung), der kaum noch zu größeren Aktivitäten imstande ist.
Der Mediziner bezeichnet dieses Leiden als „chronische Gastritis", als chronischen Magenkatarrh.
Zu üppiges Tafeln und zu fette Speisen werfen dabei mancherlei Probleme auf.
Charakteristisch für die Indikation dieses Mittels ist die emotionale Einstellung des Patienten; er hat nah am Wasser gebaut, d. h. bekommt aus nichtigem Anlaß feuchte Augen, wenn er nicht gar in Tränen ausbricht.
Pulsatilla paßt mehr zu blonden als zu dunklen Menschen.
Man kann dieses Mittel über längere Zeit hinweg einnehmen, sofern man dabei gleichzeitig seine Ernährungs- und Lebensweise korrigiert. Also keine Näschereien und Süßspeisen mehr – und das sowohl in bezug auf den Körper als auch auf den Geist!
Bei Magenkatarrh verwende man Pulsatilla D2 bis D6.

Sulfur jodatum

Sulfur jodatum ist ein ausgezeichnetes Mittel gegen chronische Dickdarmentzündung. Sogar bei Darmgeschwüren ist Sulfur jodatum wirksam. Der Patient neigt zu Verstopfungen und leidet unter chronischen Blinddarmreizungen. Die Übergangsstelle vom Dünn- zum Dickdarm (also dort, wo sich der Blinddarm samt seinem Wurmfortsatz, dem eigentlichen „Übeltäter", befindet) ist besonders störanfällig.

Da der Dünndarm seinen Inhalt „analysiert" und der Dickdarm ihn „bindet", sieht man häufig, daß der Sulfur-jodatum-Typ psychisch gesehen nicht oder kaum fähig ist, seine an allem geübte Kritik in ein zusammenhängendes Ganzes „einzubinden". Das Mittel paßt folglich zu Menschen, die Schwierigkeiten mit ihrem psychischen „Dünndarm-Dickdarm-Übergang" haben. Versuchen Sie dieses Bild einmal genauer zu durchleuchten!

Verwenden Sie das Mittel vor allem bei schleimigen Stühlen als D4 oder D6. Beginnen Sie mit drei- bis viermal täglich fünf Körnchen.

Plumbum

Plumbum paßt zu nach allen Seiten ausstrahlenden Darmkoliken.

Dieses Mittel (unter Plumbum versteht der Homöopath übrigens hochgradig verdünnte Bleiverbindungen) entspricht denjenigen Menschen, die außerstande sind, die letzte Phase der Lebensmittelumsetzung zu realisieren. So wie die Alchimisten vergangener Jahrhunderte versuchten, aus Blei Gold zu machen, so macht unser Darm (wenn wir in Symbolkategorien denken) aus den – wie wir sie genannt haben – „stofflichen Eindrücken" (Blei) Lebenskraft (Gold). Unser Darm setzt also stoffliche Eindrücke in Substanzen um, die vom Körper aufgenommen werden können. Im Dickdarm wird folglich aus „Blei" (astrologisch Saturn) „Gold" (astrologisch Sonne) gemacht. Psychisch ergibt sich dabei das Bild des Menschen, der seine materiellen Eindrücke nicht in geistige Werte umzusetzen vermag.

Nehmen Sie Plumbum als D6 bis D12 bei Leibschmerzen, die unter den oben beschriebenen Umständen auftreten – und zwar anfangs drei- bis viermal fünf Körnchen oder eine Tablette.

Chelidonium

Im vierten Kapitel bin ich auf diese Pflanze bereits ausführlich eingegangen. Auch die Homöopathie bedient sich der Chelidoniumtinktur. Sie ist anzuraten besonders bei Leber- und Gallenbeschwerden. Hierbei sind die Schmerzen unter dem rechten Schulterblatt typisch. Chelidonium ist ein sogenanntes „rechtsseitiges" Mittel. Weitere Symptome sind Angstzustände, Schwermut und ein Gefühl der Mattigkeit besonders in Armen und Beinen.
Eine schlecht funktionierende Leber wird durch dieses Mittel aktiviert.
Nehmen Sie es als D3 bis D12. Meist helfen schon zwei- bis viermal täglich fünf Tropfen. Man braucht Chelidonium freilich nicht täglich einzunehmen, es ist vielmehr ein „Anregungsmittel mit langem Atem".

Lycopodium

Über dieses Mittel allein ließe sich schon ein ganzes Buch schreiben, das den Umfang dieser Arbeit um ein Vielfaches überschreiten würde. Seine Wirkung ist so breit gestreut und weitreichend, daß man es in der Homöopathie zu den sogenannten „Polychresten" zählt (das sind Mittel mit weitestgreifender Wirkungsweise). Es kommt für Menschen in Frage, deren Verdauungsbeschwerden auf Unterdrückung, Bevormundung und Repressalien zurückzuführen sind.
Das Mittel eignet sich vor allem für kleine Kin-

der und ältere Menschen. Beide Gruppen können nämlich in Situationen geraten, wo sie gewissermaßen „abgeschoben" oder unterdrückt
werden – die Kinder von den Erwachsenen, häufig den eigenen Eltern – die alten Menschen
nicht selten vom Pflegepersonal in den Alten-
heimen.

Solche Zwänge können ihren Widerhall im Verdauungstrakt finden, insbesondere in der Leberfunktion. Wenn unser Sein, unser Leben also,
eingeengt wird, reagiert die Leber darauf.

Lycopodium verwendet man als D6 und D12.
Anfangs kann man schon mit zweimaliger Ein-
nahme täglich viele Beschwerden lindern.

6. Unsere Verdauungsorgane und unsere Ernährung

Abgesehen von allen Medikamenten, Kräutern und sonstigen ausgesprochenen Heilmitteln ist unsere tägliche Nahrung zweifellos die allerwichtigste „tägliche Medizin" für unsere Verdauungsorgane.

Wie unsere Psyche bei der Aufnahme „vergifteter Eindrücke" aus dem Gleichgewicht gerät, so meutern unsere Verdauungsorgane, wenn sie verunreinigte (denaturierte) und minderwertige Nahrung angeboten bekommen.

Im ersten und zweiten Kapitel habe ich bereits ausführlich auf die Zusammenhänge zwischen Psyche und Verdauungsorganen hingewiesen. Wenn man von diesen Zusammenhängen ausgeht, wundert einen die Feststellung nicht, daß Menschen, die psychisch ständig „falschen Eindrücken" unterworfen sind, ihren Eßgewohnheiten in entsprechender Weise Ausdruck verleihen. Man denke in diesem Zusammenhang nur an die „Arbeitsessen"! Eine Fülle von raffiniert zubereiteten, teils konservierten Speisen und Getränken wird aufgeboten, um die Tafelrunde in die richtige Stimmung zu versetzen, eine bestimmte geschäftliche Transaktion zu tätigen.

Es bedarf an sich keiner weiteren Erklärung, daß solche Tatbestände in jeder Hinsicht von dem abweichen – oder prägnanter ausgedrückt – dem widersprechen, was dem Menschen zuträglich ist.

Nun sollten wir freilich nicht gleich mit dem Gedanken spielen, ausschließlich Wurzeln und Kohl frisch aus dem Garten und roh zu verzehren. Das wäre das andere Extrem. Ideal wäre es zwar insofern, als man dann mit Sicherheit wüßte, daß das Gemüse nicht chemisch behandelt und infolgedessen von einwandfreier Qualität wäre.

Ehe wir nun mit den Betrachtungen über unser Essen fortfahren, müssen wir zunächst eine Grundregel aufstellen. Sie lautet:

Jedem Menschen entspricht eine ganz individuelle Art der Ernährung, an die er sich zum Wohle von Körper und Geist tunlichst halten sollte.

Diese Grundregel schließt ein, daß wir nicht blindlings irgendwelche Empfehlungen oder Richtlinien hinzunehmen und zu befolgen brauchen. Es ist absolut unnötig, daß wir nur noch „makrobiotisch" oder ausschließlich vegetarisch essen bzw. ein sonstiges Ernährungssystem strikt einhalten. Wir müssen uns vielmehr dessen bewußt werden, was unser Körper verlangt (dabei hat man natürlich von einer gesunden psychischen Situation auszugehen). Bedauerlicherweise wird allerdings unserem angeborenen Ernährungsbedürfnis bereits von klein auf Gewalt angetan: „Es wird gegessen, was auf den Tisch kommt! Basta!" Aber wenn ein Kind sagt, daß es dies oder jenes nicht mag, ist es gut möglich, daß in dem betreffenden Essen irgendwelche Stoffe sind, die der Körper des Kindes zu diesem Zeitpunkt nicht gebrauchen kann.

Essen Sie nie, weil gerade Essenszeit ist. Essen Sie nur, wenn Ihr Körper nach Ersatz verbrauchter lebenserhaltender Stoffe verlangt. Das besagt noch lange nicht, daß dadurch Ihr Tagesablauf fürchterlich gestört würde. Unser Körper ist viel disziplinierter (und einem ganz bestimmten Rhythmus unterworfen), als wir meinen.

Dr. Bircher Benner schrieb einmal sinngemäß folgendes: „Es ist zwecklos, sich um Körper und Nahrung zu kümmern – es sei denn, daraus entsteht eine neue Entfaltung, ein Erwachen innerer Kräfte. Die Wunder der Seele bleiben ein verschlossenes Buch für diejenigen, die die Ernährungsgesetze ständig mißachten. Kraft und Tiefe des inneren Erlebens hängen mehr als man ahnt von der Ernährungsweise ab."

Vom Thema dieses Büchleins her ist es leider nicht möglich, tiefer in die „Philosophie" unserer Nahrung und unserer Eßgewohnheiten einzudringen. Wir müssen es bei diesen knappen Einführungsworten belassen.

Wir wollen jetzt versuchen, eine kurze Übersicht über Eßgewohnheiten zu geben, die in einem gewissen Zusammenhang mit unseren Verdauungsorganen stehen.

Zunächst einmal müssen wir feststellen, daß wir zwischen unserem Mund (in dem die Verdauung eigentlich beginnt) und den übrigen Verdauungsorganen unterscheiden müssen. Alles, was in unserem Mund vor sich geht, ist ein willkürlicher Prozeß; die Funktion unseres Mundes ist also unserem *Willen* unterworfen.

Die übrigen Funktionen laufen unwillkürlich ab (Sie können Ihren Magen ja nicht bewußt zu regerer Peristaltik anhalten).

Durch das Kauen der Nahrung können wir bereits eine Menge Verdauungsvorarbeit leisten – und zwar aktiv. Denn der Einsatz der Zähne unterliegt unserem Willen. „Gut gekaut, ist halb verdaut", sagt das Sprichwort und bestätigt damit, daß mit dem Kauen der erste (und bewußte) Schritt zur Verarbeitung unserer „Eindrücke" getan wird. Kauen Sie also alles gründlich und ausgiebig! Um so reibungsloser wird der unwillkürliche Teil des Verdauungsprozesses ablaufen.

Es gibt viele Magen-Darm-Diätvorschriften und eine Menge von Rezepten und Ratschlägen zur Normalisierung des Verdauungsprozesses.

Auf etwas muß ich an dieser Stelle allerdings ausdrücklich hinweisen, um die vielen diesbezüglichen Mißverständnisse einmal zu bereinigen: *Rohkost ist für den Magen-Darm-Patienten eine hervorragende Nahrung.*

Vor allem junger, zarter Kopfsalat ist eine wahre Wohltat, ja sogar Medizin für alle, denen ihr Magen zu schaffen macht. Er beschwichtigt nämlich Gemütsbewegungen, was für Magenkranke außerordentlich wichtig ist. Essen Sie also vor jeder Mahlzeit rohen Salat. Kauen Sie ihn gut und kosten Sie seine wohltätige Wirkung richtig aus. Schwere (Nahrungs-)Eindrücke muß man meiden, wenn man einen empfindlichen Magen oder Darm hat.

Nehmen Sie normalerweise leichtverdauliche Kost zu sich, womit natürlich nicht gesagt sein soll, daß Sie nun ausschließlich fades, ausgekochtes Zeug essen müssen. Es wäre sogar unvernünftig, sich nur von „Breichen" zu ernähren, weil man damit den „kindlichen Wünschen" des Magens nachgeben würde. Man sollte vielmehr versuchen, den Magen (und natürlich auch die Psyche) zu kräftigen. Man muß die Verdauungsorgane dazu erziehen, wieder mit normalen „Eindrücken" fertigzuwerden.

Ein Magen- oder Darmgeschwür wird eher durch die Harmonisierung der Umstände abheilen als durch Milchbrei, Weißbrot und babygerecht zerkleinertes Gemüse.

Die nachstehend aufgeführten Lebensmittel oder Gerichte sollten Magen- oder Darmkranke überhaupt meiden: Weißbrot, Zucker, fette und gebackene Speisen, gekochten Kohl, geröstete Zwiebeln, auch Lauch, alle mit Stärke gedickten Milchspeisen (Puddings, Cremes), Kaffee, Alkohol (mit Ausnahme eines gelegentlichen Gläschens guten Weins), kohlensäurehaltige Getränke (Sprudel), Schokolade, scharfgewürzte oder alte, ausgereifte Käsesorten, gebackene Eier sowie alles aus Büchsen oder was eingelegt, tiefgefroren und sonstwie konserviert oder „veredelt" ist.

Und das gilt nicht allein für Magen- und Darmkranke! Auch jeder Gesunde sollte sich möglichst an diese Empfehlungen halten!

Leider muß hier festgestellt werden, daß ein Großteil dessen, was heutzutage im Handel als Lebensmittel angeboten wird, qualitativ minderwertig, also ohne eigentlich wirklich aufbauende Kraft ist. Schuld daran sind weitgehend Sie selbst! Sobald Sie sich der großen Geheimnisse der Nahrungsmittel bewußt geworden sind, sollten Sie in den Geschäften nach anderen Erzeugnissen fragen. Ist die Nachfrage groß genug, wird sich der Produzent auf die anderen Wünsche der Verbraucher einstellen (müssen). Es ist nur ein Jammer, daß wir im allgemeinen zu träge und zu saumselig sind, um uns unsere Lebensmittel etwas kosten zu lassen (im Gegenteil, an ihnen wird meist zuerst gespart). Gibt es denn etwas Bequemeres für die von der Arbeit kommende Mutter, als schnell eine Büchse grüne Erbsen aufzumachen, ein Glas vorgekochter Kartoffeln und noch das eine oder andere Tütchen aus dem Schrank zu holen und alles warmzumachen? Vater holt unterdessen das Fleisch – zwei fertige Frikadellen pro Nase. Na? Wundert es Sie nun noch, daß die Leute da nach einiger Zeit über Magen- und Darmstörungen klagen (von den psychischen Folgen ganz zu schweigen)?

Wenn man heutzutage soviel von „standesgemäßem Leben" hört oder möglicherweise sogar selbst darüber spricht, dann sollte man zuerst einmal vor seiner eigenen Tür kehren, d. h. mit dem eigenen Körper beginnen. Viele Menschen merken nämlich noch gar nicht, daß sie in ihrem eigenen Bereich tagtäglich mehr und mehr Unrat anhäufen. Leider kann man eine sinnvolle Lebensführung von unserer ach so wunderbaren, schönen und heilen Gesellschaft nicht verlangen oder gar erzwingen. Wenn wir davon überzeugt sind, daß das Antlitz unserer Welt reformbedürftig ist, dann muß jeder von uns mit einer solchen Reform bei sich selbst anfangen. Eine Änderung in bezug auf Qualität und Verwendung von Lebensmitteln ist möglicherweise der erste Schritt in eine gesündere Zukunft.

7. Kleines Vademecum und Schlußbetrachtung

Wie bei all meinen Veröffentlichungen will ich so etwas wie ein Stichwortverzeichnis von Krankheiten und Heilmitteln anfügen. Bekämpfen Sie aber nicht die Symptome, sondern versuchen Sie, die Wurzel des Übels und mögliche Zusammenhänge mit anderen Bereichen zu finden; eine solche Entdeckung allein kann schon heilsam sein.

Hinter den einzelnen Krankheiten stehen Namen von Pflanzen oder homöopathischen Mitteln, die dabei verabreicht werden können. Vertiefen Sie sich in das, was darüber gesagt wurde, und versuchen Sie dann, die richtigen, ihrer Situation entsprechenden Schlüsse zu ziehen.

Mundschleimhaut-entzündung:	Spülungen mit Kamille
Magensäure (zu viel):	Kartoffel
	Calcium carbonicum
	Ruhrwurz
	Kamille
	Vogelknöterich
Magensäure (zu wenig):	Tausendgüldenkraut
	Odermennig
	Löwenzahn
	Knoblauch
Magenschmerzen (allgemein):	Pfefferminze
	Kamille
Magenschleimhaut-entzündung:	Leinsamen
	Sanikel
	Arsenicum

Magenkatarrh (verdorbener, überladener Magen): Nux vomica

Nervös bedingte
Magenkrämpfe:

Kamille
Pfefferminze
Baldrian
Magnesium phosphoricum

Magen- und Darmblutungen:

Ruhrwurz
Sanikel

Stoffwechselstörungen:

Odermennig
Löwenzahn
Schöllkraut
Berberitze

Leibschmerzen (allgemein):

Anis
Pfefferminze
Kamille
Fenchel

Durchfälle:

Ruhrwurz
Vogelknöterich
Sulfur jodatum

Dickdarmentzündung:

Sulfur jodatum
Sanikel
Leinsamen

Träge Darmtätigkeit:

Odermennig
Fenchel
Berberitze
Schöllkraut
Lycopodium (Bärlapp)
Löwenzahn

Blähungen:

Anis
Fenchel
Dill

Schlechte Leberfunktion:	Löwenzahn
	Berberitze
	Schöllkraut
	Lycopodium (Bärlapp)
	Tüpfel-Johanniskraut
Gallenbeschwerden:	Schöllkraut
	Lycopodium (Bärlapp)
	Efeu (Hedera helix)
	Berberitze
Störungen des Zucker- stoffwechsels:	Vogelknöterich
	Heidel- oder Preisel- beerblätter
	Leinsamen
	Solidago (Gorlrute)

Man könnte natürlich noch viel mehr Magen-Darmtrakt-Beschwerden aufführen. Doch dieses Büchlein ist ja weder ein medizinisches Handbuch noch ein Nachschlagewerk und erhebt auch keineswegs Anspruch auf Vollständigkeit. Es ist vielmehr eine Anregung, einmal über die ganze Thematik nachzudenken. Sehen Sie das, was dazu gesagt worden ist, nicht als die einzige Möglichkeit an. Sehen Sie darin einen Denkanstoß, und suchen Sie dann selbst Ihren Weg. Aber trachten Sie nie, auf eigene Faust „herumzudoktern". Das kann insofern böse Folgen haben, als Sie häufig kaum in der Lage sein dürften, die richtige Diagnose zu stellen. *Folgen Sie jedoch Ihrer Intuition.* Wenn Sie auf Ihre innere Stimme hören lernen, wird sie Ihnen das, was gut für Sie ist, auch sagen.
Scheuen Sie sich nicht, das hier Gelesene einmal mit Ihrem Hausarzt durchzusprechen. Erzählen Sie ihm offen, wie Sie Ihre eigene Situation einschätzen. Ein Arzt, der wirklich (und im weitesten Sinne des Wortes) heilen will, wird volles

Verständnis dafür haben, daß Sie versuchen, am Genesungsprozeß selbst mitzuwirken. Der Arzt weiß ja nur allzu gut, daß sogar die raffiniertesten und exquisitesten Medikamente ohne „Mithilfe" des Patienten wertlos sind (darunter ist zu verstehen, daß sich der Kranke seiner Situation bewußt ist und von sich aus gesund werden will).

Zögern Sie nicht, einen Homöopathen zu Rate zu ziehen. Vielseitigkeit kann der Klärung des Gesamtkomplexes nur förderlich sein – sofern Sie nicht dadurch zu sehr verwirrt werden.

Vielleicht ist es ganz angebracht, diese Ausführungen mit dem alten Sprichwort *„Die Liebe geht durch den Magen"* zu beschließen. In diesem Satz liegt möglicherweise das ganze Geheimnis der Verdauungsbeschwerden und ihrer Behebung. Alles, was nicht mit Liebe getan oder erlebt wird, ist für uns und unseren Magen schwer verdaulich.

Die Liebe ist die beste Medizin für Körper (insbesondere Magen) und Geist!

Ich wünsche wohl zu speisen!

Zusammenstellung der in diesem Büchlein erwähnten Pflanzen

(Charakteristische Eigenschaften, Blütezeit, Sammelzeit und verwendbare Teile)

Odermennig (Agrimonia eupatoria)
(Auch Gewöhnlicher Odermennig, Leberklette, Wund-Odermennig, Oder-, Ackermännchen, Kleiner Odermennig, Natterzunge)
Odermennig ist eine Dauerpflanze, die bis zu einem Meter hoch werden kann. Die gefiederten gegenständigen Blätter sind über den behaarten Stengel verteilt, stehen an der Basis jedoch dichter. Sie sind an der Unterseite viel heller als auf der Oberseite. Die gelben, $1/2$ cm breiten Blüten sitzen an der Stengelspitze und bilden eine lange, manchmal sehr lange Ähre.
Blütezeit: Mitte Juni bis August
Sammelzeit: Juli und August
Verwendbare Teile: Blüten, Blätter und Stengel

Anis (Pimpinella anisum)
Einjähriges Kraut, vielfach in Kultur, mit weißen Doldenblüten. Die Früchte sind oval und leicht behaart. Reibt man sie zwischen Daumen und Zeigefinger, entwickelt sich der typische Anisgeruch.
Blütezeit: Juni und Juli
Sammelzeit: August
Verwendbare Teile: Samen

Pfefferminze (Mentha piperita)
(Auch Haus- oder Edelminze, Edelmindkraut)
Pfefferminze ist eine überdauernde Pflanze, die etwa 40 cm hoch wird. Die Blütenquirle tragen scheinährenförmig angeordnete bläulich-violette Lippenblüten; die Stengel sind rötlich getönt.
Blütezeit: Juni bis Juli
Sammelzeit: Juni, Juli und August
Verwendbare Teile: Blätter

Tausendgüldenkraut (Erythraea centaurium)
(Sammelname – genauer Centaurium minus oder umbellatum oder erythraea – auch Echtes Tausendgüldenkraut, Gentiana centaurium, Chironia centaurium, Bitter-, Fieberkraut, Erdgalle, Roter Aurin, Chironie)
Einjährige Pflanze mit vierkantigem Stengel und gegenständigen Blättern, die 25–30 cm hoch wird und rosarot blüht.
Blütezeit: Juli bis September
Sammelzeit: Juli und August
Verwendbare Teile: Blätter, Stengel, evtl. auch Blüten

Fenchel (Foeniculum officinale)
(Auch Echter oder Gemeiner Fenchel, Süßfenchel, Bologneser Fenchel, Gewürzfenchel, Gartenfenchel, Gemüsefenchel)
Eine Varietät des Fenchels wird häufig als Gemüse angebaut. Charakteristisch sind die Fenchelknolle und die gelbe Blütendolden tragenden Stengel.
Blütezeit: Mitte Juli bis Oktober
Sammelzeit: August bis September
Verwendbare Teile: Samen, evtl. auch Wurzeln

Berberitze (Berberis vulgaris)
(Auch Gemeiner Sauerdorn, Erbsel-, Reißbeere, Dreidorn)
Die Berberitze ist ein bis zu drei Meter hoch werdender Dornstrauch mit gelben hängenden Blütentrauben; auch die Wurzeln sind gelblich, die Blätter rötlich bis grün.
Blütezeit: Mai und Juni
Sammelzeit: Die Wurzeln werden im Winter gestochen
Verwendbare Teile: Wurzeln und Rinde

Schöllkraut (Chelidonium majus)
(Auch Chelidonium luteum, Großes Schöllkraut, Christwurz, Goldwurzel, Hexenkraut, Teufelsmilch, Schwalbenschwanz, Blut-, Gelb-, Gold-, Augen-, Schwulst- oder Warzenkraut)
Schöllkraut ist eine Dauerpflanze, die 30–70 cm hoch werden kann. Die Blüten sind gelb. Die schwarzen

Samen mit weißen Anhängseln bilden sich in Schoten. Beim Durchbrechen der Stengel tritt ein leuchtend dottergelber Saft aus (sehr charakteristisch).

Blütezeit: Mai bis September
Sammelzeit: April und Mai
Verwendbare Teile: Blätter und evtl. die Wurzeln
Warnung: Schöllkraut ist äußerst giftig. Für homöopathische Anwendung darf keine Verdünnung unter der dritten Dezimale (D3) verkauft werden. Bei Verwendung der getrockneten, mit (Schwarz-)Tee gemischten Pflanze muß man sehr vorsichtig sein, da die im Schöllkraut enthaltenen Alkaloide zu schweren Vergiftungserscheinungen führen können.

Löwenzahn (Taraxacum officinale)

(Auch Taraxacum vulgare, T. dens leonis, Leontodon taraxacum, L. officinale, Gemeine Kuhblume, Pusteblume, Milchbusch, Pfaffenröhrlein, Laternen-, Kettenblume, Wege-, Wiesenlattich – als Nebenbedeutung auch Butter- oder Dotterblume)

Allbekanntes Unkraut, dessen Blätter eine Basalrosette bilden, aus deren Mitte ein Stengel mit endständiger gelber Blüte wächst.

Blütezeit: Frühjahr
Sammelzeit: während der Blüte
Verwendbare Teile: die ganze Pflanze

Ruhrwurz (Potentilla tormentilla)

(Auch Tormentilla erecta, T. officinalis, Aufrechtes Fingerkraut, Blutwurz, Tormentille, Rotheilwurz, Retterwurzel, Blutkraut)

Das Ruhrkraut ist eine Dauerpflanze, die 30–40 cm hoch wird. Sie hat einen ziemlich dicken, knolligen Wurzelstock, der innen rot ist. Seine vierblättrigen Blüten sind gelb (im Gegensatz zu zahlreichen rosablühenden verwandten Arten).

Blütezeit: Mai bis August
Sammelzeit: Herbst
Verwendbare Teile: der getrocknete Wurzelstock
Freundliche Bitte: Wenn Sie irgendwo Ruhrwurz sehen, lassen Sie diese Pflanze bitte stehen. Es gibt sie nur noch sehr selten. Selbst kräuterverarbeitende Betriebe können sie kaum noch auftreiben.

Sanikel (Sanicula europaea)
(Auch Gewöhnlicher Sanikel, Heildolde)
Der Sanikel ist eine Dauerpflanze mit tief eingeschnittenen herzförmigen Blättern, die bis zu 50 cm hoch werden kann. Er blüht weiß und hat einen kurzen Wurzelstock.

Blütezeit: Mai und Juni
Sammelzeit: Blätter Mai und Juni, Wurzelstock im Herbst
Verwendbare Teile: Blätter und Stengel (Herba saniculae), Wurzel (Radix saniculae)

Leinsamen (Linum usitatissimum)
(Auch Echter Lein, Flachs, Haarlinsen)
Wenn Sie nicht gerade selbst einen Flachsacker haben, finden Sie diese Pflanze im Freiland kaum. Vielleicht kennen Sie aber einen Bauern, der Flachs anbaut. Dann fragen Sie ihn, ob Sie sich etwas mitnehmen und zu Hause dreschen dürfen. Im Reformhaus kann man allerdings jede Menge Leinsamen kaufen.

Vogelknöterich (Polygonum aviculare)
Einjähriges Kraut mit meist niederliegenden, gelegentlich auch aufrechten Stengeln und ungestielten, lanzettenförmigen Blättern. Der Vogelknöterich blüht weißlich-rosa.

Blütezeit: Mai bis September
Sammelzeit: während des ganzen Sommers
Verwendbare Teile: Blüten, Blätter und Stengel

Kartoffel (Solanum tuberosum)
Als Nahrungsmittel hinreichend bekannt.

Kamille (Matricaria chamomilla)
(Auch Echte Kamille)
Es gibt viele Kamillenarten, und man braucht zur Bestimmung der Echten Kamille schon gute Fachkenntnisse.

Blütezeit: Juni und Juli
Sammelzeit: während des Monats Juli
Verwendbare Teile: die getrockneten Blüten

Warnung: Wenn Sie unbedingt selbst Kräuter sammeln und verarbeiten wollen, müssen Sie sich vor allem davon überzeugen, daß Sie auch die richtige Pflanze vor sich haben. Es ist wohl ratsamer, die Kräuter zwar zu suchen und genau zu betrachten, sie dann aber stehenzulassen. Wenn sich nämlich zu viele aufs Kräutersammeln verlegen, kann durch unsachgemäßes Vorgehen der Flora großer Schaden zugefügt werden.

In speziellen Kräutergärten findet man praktisch alle hier besprochenen Pflanzen. Und in Reformhäusern und Drogerien kann man – selbst wenn sie vorübergehend einmal nicht vorrätig sein sollten – auch alle kaufen.

Die Herstellung von Tinkturen ist eine Sache für sich. Fangen Sie gar nicht erst damit an, sondern überlassen Sie das dem Fachmann. Die meisten Tinkturen sind in den einschlägigen Geschäften für wenig Geld erhältlich.

Bedenken Sie übrigens bitte, daß ein Großteil der (noch!) in der Natur vorkommenden Pflanzen geschützt ist. Es kann Sie recht teuer zu stehen kommen, wenn Sie gegen irgendwelche – ortsunterschiedliche – Naturschutzgesetze oder -verordnungen verstoßen! (Sachdienliche Informationen erhalten Sie bei den zuständigen Naturschutzbehörden.)